Endometriose

Das Praxisbuch zur Selbsthilfe

Von der Diagnose, über den Alltag mit Unterleibsschmerzen bis zur ganzheitlichen Behandlung

Laura Brehme

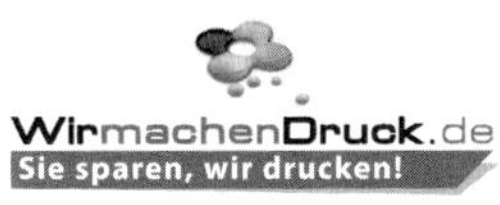

Alle Ratschläge in diesem Buch wurden vom Autor und vom Verlag sorgfältig erwogen und geprüft. Eine Garantie kann dennoch nicht übernommen werden. Eine Haftung des Autors beziehungsweise des Verlags für jegliche Personen-, Sach- und Vermögensschäden ist daher ausgeschlossen.

ISBN: 978-3969304471

Email: info@edition-lunerion.de
www.edition-lunerion.de

Psiana eCom UG
Berumer Str. 44
26844 Jemgum

INHALT

Kein unausweichliches Schicksal

Eine der häufigsten gynäkologischen Erkrankungen – für Endometriose-Patientinnen ist diese Feststellung kaum ein Trost. Denn bis zur Diagnosestellung haben die betroffenen Frauen meist einen langen Leidensweg hinter sich und wenngleich die Feststellung einer konkreten Ursache zwar erst einmal eine gewisse Erleichterung verschafft, so tun sich doch gleich darauf unzählige Fragen auf: „Ist das gefährlich? Werde ich es je wieder los? Was hat die Medizin als Waffen dagegen in der Hand, kann ich überhaupt noch schwanger werden und muss ich diese Schmerzen nun auf ewig ertragen?“ Auch Mädchen und Frauen ohne Diagnose, dafür aber mit entsprechenden Symptomen, leben oft lange in Ungewissheit. Unspezifische Schmerzen, verschiedene Beschwerden, von denen einige zunächst einen gehörigen Schrecken einjagen können, und die Wirkungslosigkeit zahlreicher Selbstversuche mit Wärmflaschen, Schmerzmitteln & Co. sorgen für Verzweiflung und Ratlosigkeit. Und schließlich gibt es eine dritte Gruppe, die oft ratlos danebensteht: Nämlich all diejenigen, die mit Endometriose-Patientinnen zusammenleben und Tag für Tag Zeuge der weitreichenden Belastung durch die Erkrankung werden. Für alle Betroffenen gleichermaßen ist jedoch vielleicht eine Frage die wichtigste: „Gibt es etwas, das ich tun kann – das wir tun können –, um der Krankheit die Stirn zu bieten und wieder für einen unbeschwerten, lebensfrohen Alltag zu sorgen?“ Und hier kommt die wohl beste Nachricht in all dem Leidensdruck: Sie haben eine ganze Menge in der Hand!

Mehr als die Summe der Symptome

INFORMIEREN, VERSTEHEN, MUT MACHEN UND AKTIV WERDEN

Was erwartet Sie nun in diesem Buch? Zunächst einmal gilt wie überall, dass man seinen Feind, um ihn optimal bekämpfen zu können, genau kennen muss. Deshalb versorgt dieser Ratgeber Sie zunächst kompetent, kompakt, leicht verständlich und mit der gebotenen Ausführlichkeit damit, was Sie an trockener Theorie über die Endometriose wissen müssen. Von Entstehung der Krankheit über Symptome und Auswirkungen bis hin zu Behandlungsmöglichkeiten erhalten Sie hier einen fundierten Überblick über den aktuellen Stand der Wissenschaft, sodass Sie mit dem guten Gefühl der Aufgeklärtheit gemeinsam mit Ihren behandelnden Ärzten die für Sie optimale Therapie entwickeln können. Anschließend werfen wir einen genaueren Blick auf das komplexe Zusammenspiel der unterschiedlichsten Systeme in Ihrem Körper: Denn in der Forschung zeichnet sich immer deutlicher ab, dass die Endometriose nicht wie der Schachtelteufel aus dem Nichts hervorspringt, sondern vielmehr Darm, Leber, Stress, Ernährung und viele weitere Faktoren zu ihrer Entstehung beitragen. Die Erkenntnisse über solche Zusammenhänge bilden nun die Grundlage für den vielleicht interessantesten Teil des Buches, nämlich die Frage nach Ihren eigenen Eingriffsmöglichkeiten.

Ob Vitalität, Ernährung, hormonelles Gleichgewicht, Laserbehandlungen oder Bewegung – hier finden Sie eine Vielzahl an konkreten Alltagsstrategien, mit denen Sie entscheidenden Einfluss auf Ihren Krankheitsverlauf nehmen können, Beschwerden lindern und Symptome bekämpfen. Und schließlich kommen auch die großen und oft mit Angst behafteten Fragen nicht zu kurz: Endometriose und Schwangerschaft? Wie läuft es mit der Sexualität? Bietet sich für mich eine Reha-Maßnahme an und ist eventuell ein Schwerbehindertenausweis relevant? Einfühlsam, sachlich und vor allem ermutigend erfahren Sie hier alles, was über Symptome und Behandlung hinausgeht, und werden mit einem umfassenden All-inclusive-Paket ausgestattet, um zielgerichtet, lebensfroh und selbstbestimmt mit der Erkrankung und ihren Folgen umgehen zu können. Zum Abschluss nimmt der Bonus-Teil ein ganz bestimmtes Thema in den Fokus: Wie bringen Sie Ihr weibliches System wieder auf Kurs und gelangen zu umfassender hormoneller Gesundheit? Auf dem Weg zu Lebensfreude und Selbstbestimmtheit nimmt dieses Buch Sie nun an die Hand und zeigt Ihnen von Ernährung über Yoga und Akupunktur bis hin zu homöopathischer Unterstützung spannende, hilfreiche und wohltuende Optionen für einen ganzheitlichen Behandlungsansatz. Schütteln Sie den Schrecken der Diagnose ab und nehmen Sie das Ruder wieder selbst in die Hand – denn der beste Verbündete Ihres Körpers sind immer noch Sie selbst!

Ob als Ratgeber, Mutmacher, praktische Hilfestellung oder Horizonterweiterer – dieses Buch lässt Sie mit Fragen und Sorgen nicht allein und macht Sie zur aufgeklärten Patientin oder Angehörigen.

Das Schreckgespenst der Frauenheilkunde

Häufig, oft überaus schmerzhaft, chronisch, symptomatisch vielfältig – es gibt gute Gründe, weshalb die Endometriose als gynäkologisches Schreckgespenst bezeichnet wird, jedoch liegt hier der Fokus doch recht einseitig auf stark negativer Betrachtung. Die Endometriose ist nämlich auch in ihren Symptomen gut behandelbar, durch die Lebensweise stark beeinflussbar, äußerst unterschiedlich in ihrer Ausprägung und – für viele Frauen eine enorme Erleichterung – erst einmal nicht gefährlich. Also werfen wir doch zunächst einen genauen Blick auf das, womit wir es hier eigentlich zu tun haben.

DIE DEFINITION DER ENDOMETRIOSE UND IHR MEDIZINISCHER HINTERGRUND

Endometriose ist, so unspezifisch sie sich auch bemerkbar macht, ein klar zu beschreibendes **Krankheitsbild**: Gebärmutterschleimhautartiges Gewebe wächst außerhalb der Gebärmutter, zumeist an umliegenden Stellen im Unterleib, etwa an Eierstock oder Eileiter, im Bauchraum, im sogenannten Douglas-Raum zwischen Gebärmutter und Enddarm, seltener sind auch Organe wie Blase oder Darm betroffen.

Grundsätzlich kann die Endometriose an jeder Stelle des Körpers wachsen, typischerweise treten die Gewebeansammlungen jedoch im Bauchraum auf. Wie bereits erwähnt, ist die Erkrankung alles andere als selten: Man geht davon aus, dass je nach Schätzung 7-15 % aller Frauen im gebärfähigen Alter davon betroffen sind, was deutschlandweit etwa zwei Millionen Erkrankte bedeutet, pro Jahr werden 40.000 neue Fälle angenommen. Endometriose betrifft fast ausschließlich Frauen, allerdings können auch intergeschlechtliche oder nicht-binäre Personen erkranken.

Männer bleiben von dem Leiden verschont, nur in sehr seltenen Ausnahmefällen betrifft es männliche Patienten, die wegen Prostatakrebs eine Behandlung mit hohen Dosen an Östrogen erhalten.

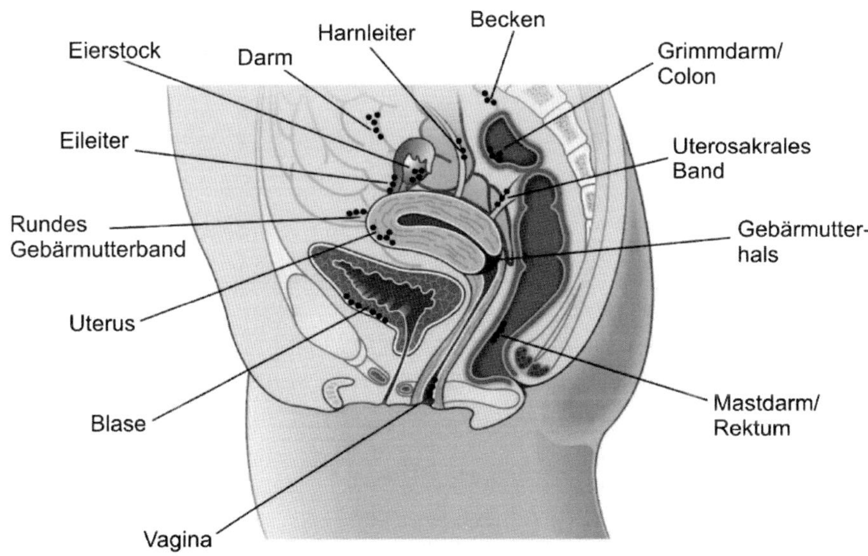

Die Entstehung der Erkrankung ist bis heute nicht abschließend geklärt, derzeit werden unterschiedliche Theorien diskutiert und Risikofaktoren bestimmt. Besonders bemerkenswert ist die enorme Bandbreite an Schweregraden: Von Frauen, die nicht einmal etwas von einer bestehenden Endometriose bemerken, bis hin zu Patientinnen, denen aufgrund ihrer Erkrankung der Schwerbehindertenstatus zugesprochen wird, ist das ganze Spektrum an Ausprägungen zu finden.

Der Name der Erkrankung leitet sich von „Endometrium" her, womit die Gebärmutterschleimhaut bezeichnet wird, also jener Ort, an dem sich bei einer Schwangerschaft die befruchtete Eizelle einnistet. Liegt keine Befruchtung vor, wird ihre obere Schicht abgestoßen und vom Körper ausgeschieden, was Mädchen weltweit als oftmals lästige Monatsblutung kennen, die Menstruation. Bei der Endometriose findet sich solch gebärmutterschleimhautartiges Gewebe nun also an Stellen, an denen es nicht vorgesehen ist, und folgt dort ebenfalls dem hormonellen Zyklus.

Das bedeutet, dass auch diese sogenannten Endometrioseherde monatlich wachsen und bluten, allerdings kann das Blut nicht wie aus der Gebärmutter über die Scheide abfließen. Bei einigen Frauen sorgt das für keine besonderen Probleme, ihr Körper baut sowohl Gewebe als auch Blut einfach ab und sie bemerken oft nicht einmal etwas von der vorliegenden Erkrankung. Bei anderen Frauen ist das jedoch nicht der Fall und hier entstehen nun die typischen Endometriose-Beschwerden: Blut und Gewebe sammeln sich an, es bilden sich oft blutgefüllte Zysten – aufgrund ihrer dunklen Färbung auch als Schokoladenzysten bezeichnet – und es kommt zu Entzündungen, Verklebungen, Verwachsungen und Vernarbungen. Die Folgen sind für viele Frauen heftige Schmerzen und je nach Ort und Größenausmaß der Wucherungen können unter Umständen auch die betroffenen Organe in ihrer Funktionalität eingeschränkt werden. Das ist beispielsweise der Fall, wenn solche Endometrioseherde Darm oder Blase befallen und dort etwa zu Störungen beim Stuhlgang oder zu Blutungen führen. Für viele Frauen besonders schmerzlich: Sind etwa Eileiter oder Eierstöcke betroffen, sind nicht selten Fruchtbarkeitsprobleme die Folge.

Vollständig heilen lässt sich eine Endometriose bislang nicht, ihr Verlauf wird als chronisch eingestuft und kann sich unbehandelt während der gesamten Zeit der Fruchtbarkeit – also zwischen der ersten und letzten Regelblutung im Leben einer Frau, Menarche und Menopause – weiterentwickeln. Das klingt zunächst entmutigend, allerdings gehört auch eine helle Seite zur Medaille:

Die Wucherungen sind gutartig und damit per se, anders als etwa Krebs, erst einmal nicht gefährlich. Außerdem ist ihr Verhalten recht unvorhersehbar, es gibt durchaus Fälle, in denen sich Endometrioseherde spontan und von selbst wieder zurückbilden. Und nicht zuletzt steht heute ein Strauß an Behandlungsmöglichkeiten zur Verfügung, die Beschwerden lindern oder sogar verschwinden lassen können und zahlreichen Betroffenen ein weitgehend unbeschwertes Leben ermöglichen. Auch Frauen, denen die Endometriose beim Kinderwunsch im Wege steht, können mittlerweile dank Operationen oder Kinderwunschbehandlungen Hoffnung schöpfen.

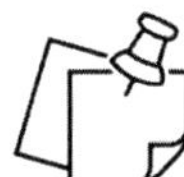

Fakten auf einen Blick:

* **Krankheitsbild**: Gebärmutterschleimhautartiges Gewebe wächst außerhalb der Gebärmutter
* **Lokalisierung**: kann an jeder Stelle des Körpers wachsen, typischerweise im Bauchraum
* **Betroffene**: etwa 7-15 % aller Frauen im gebärfähigen Alter, pro Jahr 40.000 neue Fälle
* **Schweregrade** sehr differenziert
* **Mögliche Folgen**: Störungen der Funktionalität anderer Organe, Blutungen, Störungen beim Stuhlgang, Fruchtbarkeitsprobleme
* **Heilung**: bislang noch keine Heilchancen, chronisch, Wucherungen jedoch gutartig

RASRM-KLASSIFIKATION UND ENZIAN-SCORE: UNTERSCHIEDLICHE AUSPRÄGUNG DER ENDOMETRIOSE

Während die eine Betroffene lediglich über stärkere Regelschmerzen klagt, sind bei der nächsten Organe wie die Blase beeinträchtigt, die Dritte ist in ihrem Alltagsleben stark eingeschränkt und so mancher Glückspilz bemerkt gar nichts davon. Um der vielfältigen Ausprägung der Krankheit gerecht zu werden und den Schweregrad besser bestimmen zu können, haben sich zwei Verfahren etabliert, die die Erkrankung nach bestimmten Kriterien kategorisieren.

Das macht insbesondere aus zwei Gründen Sinn: Erstens lässt sich so besser einschätzen, wie viel Behandlung bzw. welche Art der Behandlung tatsächlich angewandt werden sollte, zweitens spielt die Einteilung eine wichtige Rolle bei einer etwaigen Beantragung von Nachteilsausgleichen.

> Der rASRM Score (revised American Society of Reproductive Medicine) klassifiziert den *flächendeckenden* Schweregrad der Endometriose anhand eines Punktesystems.

In OP-Berichten zu Endometriosefällen stoßen Sie stets auf einen Buchstabensalat, der darauf abzielt, den Schweregrad der Erkrankung zu beschreiben. Am weitesten verbreitet ist die rASRM-Klassifizierung, die von der amerikanischen Gesellschaft für Reproduktionsmedizin entwickelt wurde. Die genaue Berechnung nach einem Punktesystem ist ziemlich komplex, als Betroffene dürfen Sie diesen Berechnungsaufwand jedoch getrost Ihrem Arzt überlassen und können sich mit einer übersichtlichen Erklärung zufriedengeben: Vereinfacht gesagt wird hier die flächenmäßige Ausbreitung an Bauchfell und Eierstöcken angegeben, wobei für verschiedene Bereiche je nach Befall Punkte zu vergeben sind, die schließlich zu einer Gesamtzahl zusammengerechnet werden.

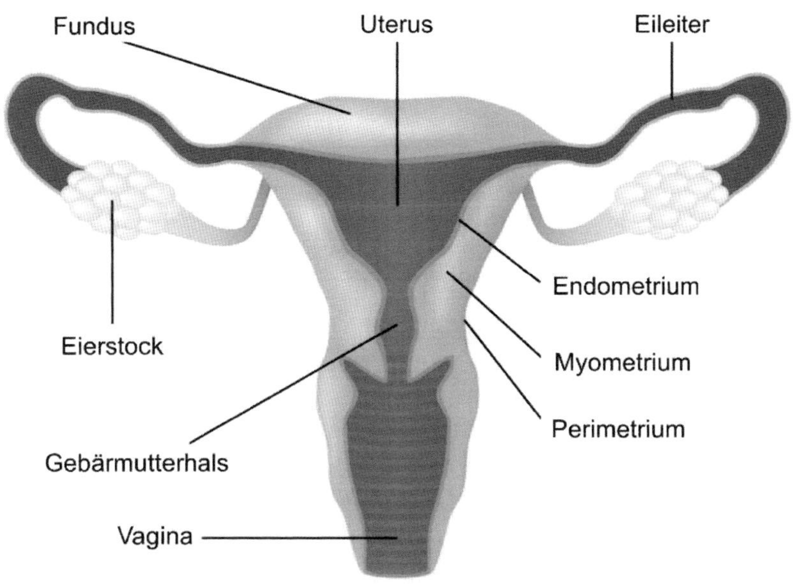

Daraufhin erfolgt die Einteilung in eines von vier Stadien:

* Stadium I bzw. rASRM I wird als „**minimale** Endometriose" bezeichnet
* Stadium II bzw. rASRM I beschreibt eine „**mäßige** Endometriose"
* Stadium III bzw. rASRM III spricht von „**moderater** Endometriose"
* Stadium IV bzw. rASRM IV, die schwersten Fälle der Kategorie, sind als „**schwere** Endometriose" anzusehen

Mit dieser Einteilung lässt sich recht gut darstellen, wie viel Fläche von Endometrioseherden befallen ist, ein äußerst entscheidender Faktor wird hier allerdings nicht berücksichtigt: Nämlich die Feststellung, wie *tief infiltrierend* (durchdringend) die Endometriose ist.

Denn das Gewebe kann nicht nur auf der Oberfläche in die Breite wachsen, sondern eben auch in die Tiefe, und einem großen Herd, der zwar in der Breite nicht besonders auffällig ist, allerdings stark in die Tiefe wächst, würde mit der bloßen rASRM-Darstellung in seinem Schweregrad nicht gerecht werden.

Der ENZIAN-Score klassifiziert den *infiltrierenden* Schweregrad der Endometriose anhand eines gemischten Buchstaben- & Zahlensystems.

Abhilfe schafft hier der ENZIAN-Score. Er verteilt je nach Lokalisation Buchstabenkombinationen, wobei den Buchstaben A-C jeweils noch eine Zahl zugeordnet wird, mittels derer die Größe eines Herdes angegeben wird. A2 etwa bezeichnet den Befall zwischen Enddarm und Vagina/Gebärmutterhals in einer Tiefe von 1 bis 3 cm.

Mit dieser Systematik wird die tief infiltrierende Endometriose beschrieben, mit der Weiterentwicklung **#ENZIAN** gibt es mittlerweile jedoch eine Klassifikationsmöglichkeit, die umfassend die gesamte Erkrankung abbildet. So kann etwa unterschiedlich **starker**, **unterschiedlich tief infiltrierender** Befall an **unterschiedlichen** Stellen in einem großen Befund angegeben werden, bei dem die ENZIAN-Codes durch weitere Bezeichnungsmöglichkeiten ergänzt werden, wie etwa P für Peritoneum (Bauchfell) oder O für Ovar (Eierstock).

Ergänzt um Zahlenangaben wird die **Größe** der Herde angegeben, unter Verwendung des Buchstaben T mit entsprechenden Zahlen lassen sich auch **Verwachsungen** und **Verklebungen** der Eileiter und des Eierstocks mit Gewebe der Umgebung beschreiben und auch hier ist eine Abbildung des Schweregrads möglich.

Ebenfalls neu: Die Klassifizierung kann nicht nur postoperativ genutzt werden, um den vorgenommenen Eingriff zu dokumentieren, sondern auch Erkenntnisse aus Ultraschall- oder MRT-Untersuchungen können so festgehalten werden. Welche Methode genutzt wurde, wird ebenfalls mit Kürzeln angegeben, etwa (u) für Ultraschall. Lässt sich etwas nicht klassifizieren, so wird hierauf mit (x) hingewiesen. Die gesamte Systematisierung eines solchen Befundes ist äußerst kleinteilig und komplex, wer etwa beim eigenen OP-

Bericht wirklich durchblicken möchte, muss sich entsprechende Tabellen neben den Befund legen oder sich detailliert vom Arzt aufklären lassen.

Was zudem wichtig ist: Die Aussagekraft dieser Kategorisierungen ist nicht uneingeschränkt. Sie dienen in erster Linie dazu, einem operierenden oder behandelnden Arzt die Möglichkeit zu geben, anderen Behandlern detailliert und gezielt die Gesamtlage darzustellen.

Die Einstufung in unterschiedliche Schweregrade spielt dann ebenfalls eine Rolle, wenn etwa Rehamaßnahmen bewilligt werden sollen oder der Antrag auf einen Schwerbehindertenausweis gestellt wird.

Zu bedenken gilt in jedem Falle: Eine solche Klassifizierung beschreibt stets nur den aktuellen Moment und aufgrund der Wachstums- und Veränderungsfreudigkeit der Endometrioseherde kann das Bild beim nächsten OP-Termin schon wieder völlig anders aussehen. Für Betroffene manchmal frustrierend ist außerdem die Tatsache, dass die Einteilung Symptome nicht berücksichtigt. Vereinfacht ausgedrückt: Es kann sein, dass Sie unter heftigen Schmerzen leiden, aber als rASRM I zu klassifizieren sind, was eine minimale Endometriose beschreibt. Gleichzeitig gibt es Frauen mit stärkstem Befall, die kaum Beschwerden haben. Generell wird zwar beobachtet, dass stärkere Ausprägungen auch meist mit stärkeren Beschwerden einhergehen, zwingend ist das aber nicht. Auch über die Erfolgsaussichten einer Behandlung oder bezüglich der oftmals gefürchteten Frage nach der Fruchtbarkeit können die Klassifizierungen keine Aussage treffen.

RISIKOFAKTOREN: WARUM DIE KRANKHEIT IMMER HÄUFIGER WIRD

Endometriose ist erst vor nicht allzu langer Zeit ins Bewusstsein einer breiteren Öffentlichkeit gerückt und auch im Hinblick auf die Forschungslage wird in mehrerlei Hinsicht noch im Dunklen getappt. So ist auch die Frage nach dem „Warum“ noch nicht eindeutig zu beantworten, obgleich einige Erkenntnisse als gesichert gelten und andere als zumindest sehr wahrscheinlich betrachtet werden dürfen.

Weshalb erkranken nun manche Frauen daran und andere wiederum nicht, gerade, da die Krankheit offensichtlich auch junge und ansonsten gesunde Frauen genauso treffen kann? Und hat unsere moderne Lebensweise womöglich etwas damit zu tun, dass die Diagnose „Endometriose" mit zunehmender Häufigkeit gestellt wird?

Als gesichert gilt in jedem Falle: Die **Gene** tragen zumindest eine hohe Mitschuld. Bestimmte genetische Mutationen am Neuropeptid-S-Rezeptor 1, der sowohl in Endometriose-Zellen sehr aktiv ist als auch in Immunzellen innerhalb der Bauchhöhle, werden häufig bei Patientinnen mit stark ausgeprägter Endometriose gefunden. Eine Veranlagung aufgrund von vererbten Eigenschaften spielt offensichtlich eine entscheidende Rolle, alleine verantwortlich ist sie allerdings nicht. Was sich darüber hinaus wissenschaftlich eindeutig beobachten lässt, ist ein ganz anderer Zusammenhang, und bei dem hat die westliche Lebenswelt des 21. Jahrhunderts durchaus großen Einfluss: Die absolute Anzahl an **Menstruationstagen** im Leben einer Frau. Denn diese Zahl hat sich aus verschiedenen Gründen in den letzten Jahrzehnten signifikant erhöht und Studien haben festgestellt, dass eine recht einfache Formel gilt: Je mehr Menstruationstage, desto höher die Wahrscheinlichkeit, eine Endometriose zu entwickeln. Frühe Menarche, späte Menopause, lange monatliche Periodendauer, Zwischenblutungen, wenige Schwangerschaften, kurze Stillzeiten – all das führt dazu, dass eine Frau in ihrem Leben mehr Menstruationstage erlebt, und vieles davon ist heutzutage weiter verbreitet als je zuvor und wird teilweise ganz konkret von unserer modernen Lebensweise beeinflusst.

Da ist zunächst das Menarchealter zu nennen, also der Zeitpunkt, zu dem Mädchen ihre erste Regelblutung erleben. Geht man etwa für das Jahr 1860 nach heutigen Erkenntnissen davon aus, dass der Altersdurchschnitt für die Menarche bei etwa 16,6 Jahren lag, so wird bereits 1980 ein deutlich gesunkenes Alter beobachtet, nämlich 12,5. Ob sich seitdem noch große Veränderungen in Bezug auf den Menarchezeitpunkt ergeben haben, ist umstritten, allerdings weicht auch die generelle Lebensweise von damals in den entscheidenden Punkten nicht sonderlich von unserer heutigen ab.

Als entscheidend für das Eintreten der Periode werden nämlich die Faktoren Ernährung, allgemeiner Gesundheitszustand, Hygienestandards und insbesondere das Gewicht ausgemacht und hier haben sich in den letzten 40 Jahren keine wirklich bemerkenswerten Veränderungen ergeben, ganz im Gegensatz etwa zu der Zeit zwischen 1860 und 1980. Und zunächst sind die Entwicklungen äußerst erfreulich, denn ein guter Gesundheitszustand, gute hygienische Verhältnisse und eine Ernährung, die den Körper von Geburt an mit allem versorgt, was er braucht, sind schließlich die wohl größten Errungenschaften unserer modernen Wohlstandsgesellschaft. In vielerlei Hinsicht sorgen sie für Gesundheit in nie dagewesenem Maße – nur mit Hinblick auf die Endometriose ergibt sich gleichzeitig offensichtlich ein Nachteil. Denn so optimal versorgte Mädchenkörper können sich den Eintritt in die Fruchtbarkeit früher „leisten" und Mädchen, die schon Jahre **früher zu menstruieren** beginnen, erleben insgesamt deutlich mehr Periodentage und steigern dadurch ihr Endometrioserisiko.

Ganz besonders ausschlaggebend ist zudem ein Faktor, der auch abseits der Endometriose zu einem wachsenden Gesundheitsrisiko unserer Gesellschaft wird: das Gewicht. Der Anteil übergewichtiger Erwachsener, aber auch Kinder, steigt fortwährend an und die Wissenschaft hat einen klaren Zusammenhang zwischen Gewicht und Menarchezeitpunkt ausgemacht: mehr Körperfett – durchschnittlich früheres Eintreten der Regelblutung. Und da wir heute so übergewichtig sind wie nie zuvor, überrascht auch die Tatsache nicht, dass mittlerweile nicht nur vereinzelt bereits Mädchen im Alter von neun oder zehn Jahren ihre Menarche erleben.

Hier wird also ein ganz direkter Zusammenhang zwischen **moderner Lebensweise** und Endometrioserisiko sichtbar, diskutiert wird außerdem auch, ob erhöhter Stress dazu führen könnte, dass die Regelblutungen früher einsetzen. Die Zahl der Menstruationstage steigert sich jedoch auch aus weiteren Gründen, die mit unserer Sozialgesellschaft zusammenhängen.

So werden Frauen deutlich seltener schwanger als etwa ihre Vorfahren vor 100 Jahren und wenn sie Kinder gebären, stillen sie weniger lang. Da während Schwangerschaft und meist auch Stillzeit die Periode ausfällt, sammelt eine moderne Frau, die etwa zwei Kinder hat oder gar kinderlos bleibt, deutlich mehr Punkte auf Ihrem Menstruationstagekonto an als eine Geschlechtsgenossin, die mit 30 bereits eine große Kinderschar geboren hat und also signifikante Zeitspannen in Schwangerschaft und damit menstruationslos verbracht hat. Und schließlich sorgt unsere gute gesundheitliche Versorgung dafür, dass Frauen länger fruchtbar bleiben und damit auch länger menstruieren.

Gibt es nun abseits von Menstruationstagen und genetischer Veranlagung noch weitere Risikofaktoren für eine Endometriose? Abschließend geklärt ist das noch nicht, insbesondere mit der Frage nach einem **Einfluss der Ernährung** befassen sich Forscher noch und haben zumindest bereits Vermutungen angestellt. So kann eine direkte Verbindung etwa mit dem Konsum von Milchprodukten, Fleisch oder Fisch – den typischen Verdächtigen für allerhand Zivilisationskrankheiten – nicht beobachtet werden, Hinweise ergeben sich allerdings darauf, dass ein hoher Konsum von frischem Obst und grünem Gemüse das Risiko senken könnte. Da das heutzutage leider bei immer weniger Menschen in ausreichender Menge auf dem täglichen Ernährungsplan steht, kann man durchaus davon ausgehen, dass auch hier unsere modernen Lebensgewohnheiten in Sachen Endometrioserisiko einen negativen Beitrag leisten.

Als letzter Risikofaktor wird außerdem die **Stärke** der monatlichen Blutungen genannt. Frauen mit ausgeprägter Menstruation erkranken demnach mit höherer Wahrscheinlichkeit an Endometriose als Geschlechtsgenossinnen, bei denen die Blutungen schwach ausfallen. Die gute Gesundheits- und Ernährungssituation spielt hierbei lediglich insofern eine Rolle, als bekannterweise Untergewicht, Mangelernährung oder Erkrankungen zum Ausfall oder zur starken Schwächung von Blutungen führen können.

Diffuse Symptome, unklare Prognose

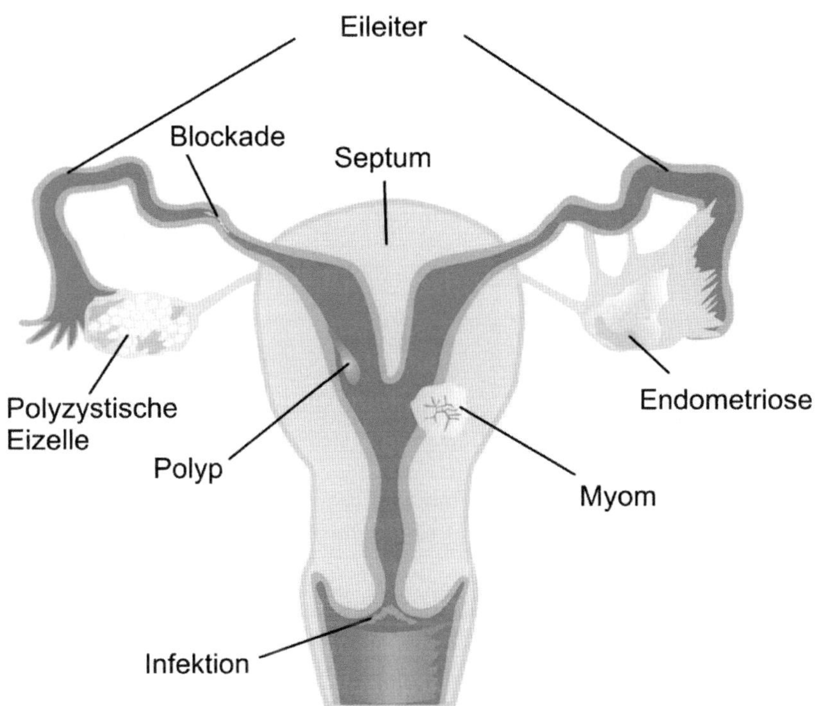

WARUM FRAUEN OFT LANGE AUF DIAGNOSE UND BEHANDLUNGSPLAN WARTEN

Als „Chamäleon der Gynäkologie" wird die Endometriose oft bezeichnet, was die hübschen Reptilien in unverdient schlechten Ruf bringt, die Symptomlage aber sehr gut beschreibt. Denn die ist vor allem eins: unspezifisch. Ein Strauß an Beschwerden kann, aber muss nicht vorliegen, und gleichzeitig können all diese Beschwerden ebenso gut von anderen Erkrankungen herrühren. Und oft scheint das sogar zunächst naheliegender, weil gerade Frauen, die über Endometriose noch nicht viel wissen, bestimmte Symptome zunächst mit ganz anderen Problemen in Verbindung bringen. Wer etwa Blutungen beim Stuhlgang bemerkt, bemüht sich erschreckt um die Abklärung möglicher Darmtumore und denkt nicht an Endometrioseherde im Verdauungsorgan. Andere Beschwerden hingegen sind so verbreitet und diffus, dass viele Frauen oft jahrelang darunter leiden und nicht einmal auf die Idee kommen, dass eine konkrete Ursache dahinterstecken könnte. Das gilt etwa für heftige Regelschmerzen, die zahlreichen Patientinnen als „normal" erscheinen, da solche Beschwerden weit verbreitet sind und sie selbst keine andere Intensität kennen.

Genauso werden mit der Erkrankung einhergehende Probleme wie Erschöpfung, Müdigkeit oder auch Infektanfälligkeit nicht unbedingt auf einen bestimmten Auslöser zurückgeführt, sondern viel eher mit Stress, schlechtem Schlaf oder eben einfach mal einer schlechten Phase in Verbindung gebracht. Und selbst, wenn der Verdacht dann schließlich in die richtige Richtung geht, so ist der Beweis noch lange nicht erbracht.

Denn wie das leuchtend grün getarnte Chamäleon vor Blattwerkhintergrund entzieht sich auch die Endometriose recht geschickt der Nachweisbarkeit und in der Regel sind aufwendige Untersuchungen notwendig, um die Diagnose wirklich bestätigen zu können. Tests, mit denen man eine Erkrankung etwa anhand eines Blutbildes, einer Urinprobe oder eines Vaginalabstrichs nachweisen kann, existieren mittlerweile für viele Krankheiten, jedoch zählt die Endometriose leider nicht dazu. Bis zum Zeitpunkt der klaren Diagnose – und damit einhergehend schließlich auch der oft dringend benötigten Behandlung! – sind viele Frauen also schon zermürbt und müde vom langen Kampf gegen Schmerzen und nicht wenige haben auf dem beschwerlichen Weg dorthin zusätzliche Beschwerden angehäuft, wie etwa Schwierigkeiten in der Partnerschaft, ungewollte Kinderlosigkeit oder auch psychische Leiden wie Depressionen. Die oberste Devise im Kampf gegen die Endometriose muss also zunächst einmal lauten: Enttarnen wir den Feind so früh wie möglich und sorgen wir dafür, dass Frauen Möglichkeiten offenstehen, hier selbst aktiv und frühzeitig auf eine Klärung ihrer Situation hinzuarbeiten. Darauf zielen der folgende Endometriose-Selbsttest sowie die gründliche und systematische Symptombeschreibung ab.

SELBSTTEST: KÖNNTE ICH AN ENDOMETRIOSE LEIDEN?

Der folgende Test fragt in Kürze die häufigsten und deutlichsten Erkennungsmerkmale einer Endometrioseerkrankung ab und kann Ihnen damit einen ersten Hinweis geben, ob eine solche bei Ihnen möglicherweise vorliegt.

Wichtig ist allerdings: Der Test ist in seiner Aussagefähigkeit sehr begrenzt, da, wie im letzten Kapitel erläutert, die Krankheit so vielgesichtig und unspezifisch ist. In keinem Falle kann er eine Diagnose liefern oder gar den Arztbesuch ersetzen, aber Sie können für sich selbst einen Überblick bekommen, ob Ihre eigenen Beschwerden ins Endometriose-Raster passen.

☐ Leiden Sie auch abseits der Regeblutungszeit unter Unterleibsschmerzen?
☐ Haben Sie Schmerzen beim Sex oder bei gynäkologischen Untersuchungen?
☐ Erleben Sie während der Menstruation starke Schmerzen und haben durch Gespräche mit anderen Frauen den Eindruck, dass Ihre Schmerzen unverhältnismäßig stark sind?
☐ Treten bei Ihnen Blutungen beim Wasserlassen oder beim Stuhlgang auf?

☐ Haben Sie beim Toilettengang Schmerzen oder Schwierigkeiten?
☐ Beobachten Sie bei sich selbst eine erhöhte Infektanfälligkeit während Ihrer Periode?
☐ Ist für die genannten Symptome keine andere medizinische Erklärung bekannt?
☐ Versuchen Sie seit Längerem erfolglos, schwanger zu werden?

Wenn Sie mehrere dieser Fragen mit „Ja" beantworten, kommt die Symptomlage durchaus für eine Endometrioseerkrankung infrage. Das kann auch der Fall sein, wenn Sie nur ein oder zwei Fragen bejahen, ebenso ist allerdings möglich, dass auch bei Bestätigung aller Fragen eine andere Erkrankung Ihren Beschwerden zugrunde liegt. In jedem Falle gilt, dass ärztliche Abklärung absolut empfehlenswert ist, denn gerade auch, wenn Endometriose nicht die Ursache Ihrer Leiden ist, kommen andere – teils bedrohlichere – Erkrankungen in Frage, die dringend erkannt und behandelt werden müssen.

MEDIZINISCHE FAKTEN: SYMPTOME, DIAGNOSE, BEHANDLUNG UND PROGNOSE

Nachdem Sie die verdächtigsten Anzeichen im Selbsttest bereits kennengelernt haben, werfen wir im Folgenden einen genaueren Blick auf den medizinischen Stand der Dinge. Denn auch, wenn vieles über die Krankheit noch unbekannt oder unklar ist, so steht dem mittlerweile auch eine breite Basis an gesichertem Fachwissen entgegen und sowohl Patientinnen als auch Frauen, die eine Endometriose bislang nur vermuten, profitieren von detaillierten und fundierten Kenntnissen.

Schmerzen, Blutungen & Co.: Die häufigsten Anzeichen für eine Endometrioseerkrankung

Wie Sie bereits wissen, dreht sich bei der Endometriose letztlich alles um den weiblichen Zyklus. Gerade der monatlichen Menstruation und allem, was mit dem gynäkologischen Fachbereich zusammenhängt, kommt also eine ganz besondere Bedeutung bei der Symptomlage zu. Unabhängig von der Häufigkeit ihres Auftretens haben sich zwei Beschwerden herausgebildet, die meistens der Auslöser sind, wenn Frauen mit Endometriose erstmalig um ärztlichen Rat fragen: **Schmerzen** und **Empfängnisprobleme**.

Interessanterweise deutet das oft auf ganz unterschiedliche ‚Erkrankungsarten' hin – werfen wir also zunächst einmal einen Blick auf die Schmerzpatientinnen. Diese haben oft einen langen Leidensweg hinter sich, da Schmerzen nicht selten erst einmal ausgehalten wurden.

Qual Nr. 1 sind die gefürchteten **Regelschmerzen** und gerade hier kann sich die Endometriose oft lange austoben, ohne dass jemand sie auf dem Radar hat. Denn schließlich kennen Millionen von Mädchen und Frauen die allmonatlichen krampfartigen Schmerzattacken und Teenagerzeitschriften, Internetforen und ärztliche Ratgeber sind voll von Tipps, wie man mit Wärmflasche, Tees und Entspannungsübungen dagegen vorgehen kann. Doch es gibt zahlreiche Betroffene, bei denen mit diesen milden Hausmittelchen nicht viel zu erreichen ist und die stattdessen auf Schmerzmittel zurückgreifen müssen. Hierzu zählen auch viele Frauen, bei denen keine Endometriose vorliegt, für Endometriosepatientinnen ergibt sich hier aber ein irreführendes Bild: Schmerzen – auch heftige – seien normal.

Gerade im Hinblick darauf, dass bei der Erkrankung genetische Veranlagung eine große Rolle spielt, tut sich hier eine zusätzlich ungünstige Dynamik auf, wenn nämlich auch die Mutter bereits unter Endometriose leidet, davon aber keine Ahnung hat. Für sie gehören dann auch stärkste Regelschmerzen zum Standardrepertoire des weiblichen Zyklus und entsprechend bestärkt sie eine ebenfalls erkrankte Tochter in dieser Annahme. Solche Mädchen leiden oft jahrelang an nahezu unerträglichen Schmerzen, ohne jemals Hilfe zu suchen. Rettung kommt dann manchmal durch Altersgenossinnen, wenn beispielsweise während des Studiums eine Wohnung mit anderen jungen Frauen geteilt wird und die Betroffene sieht: „Ich liege jeden Monat tagelang im Bett und schlucke Tabletten, während meine Mitbewohnerinnen vielleicht mal eine halbe Stunde zur Wärmflasche greifen." Wenn dann genauer recherchiert und bewusst der Austausch und Vergleich mit anderen Frauen gesucht wird, so entsteht bei Patientinnen oft erstmalig das Bewusstsein dafür, dass das, was sie erleben, nicht „normal" ist. Ein bisschen besser treffen es da junge Frauen, die etwa beim Sex Probleme haben, denn hier werden Unregelmäßigkeiten schneller auffällig. Zwar sind die ersten sexuellen Erlebnisse oft alles andere als entspannt und reines Verkrampfen führt beim berühmten „ersten Mal" und auch vielen weiteren Malen nicht selten zu leichten Schmerzen, allerdings legt sich das mit zunehmender Vertrautheit. Bleiben hier Schmerzen bestehen, so suchen junge Frauen meist bald das Gespräch mit Ärzten und gehen so einen ersten Schritt in Richtung Diagnose.

Schmerzen sind also generell ein Hauptsymptom der Endometriose und neben abnormal starken Regelbeschwerden und Schmerzen beim Sex kommen noch weitere hinzu: Schmerzen im Unterbauch außerhalb der Menstruationszeit, Schmerzen bei gynäkologischen Untersuchungen, an bestimmten druckempfindlichen Stellen im Bauchbereich, Schmerzen beim Wasserlassen oder Stuhlgang oder Schmerzen im Bauch- und Rückenbereich, die in manchen Fällen auch in die Beine ausstrahlen können. Manche der Beschwerden unterliegen in ihrem Auftreten dem Rhythmus des weiblichen Zyklus und treten etwa verstärkt in der zweiten Zyklushälfte auf, genauso können aber auch ständige Schmerzen zum Krankheitsbild gehören.

Neben Schmerzbeschwerden sind auch verschiedene **Blutungsphänomene** ein typisches Symptom. Von ausgeprägt starken Regelblutungen oder auffällig langen Blutungsperioden wird ebenso berichtet wie von einer Neigung zu Zwischenblutungen und je nachdem, wo sich Endometrioseherde befinden, kann es zu Blutungen aus Blase oder Darm kommen, die oft als besonders erschreckend wahrgenommen werden. Liegen Gewebeansammlungen ungünstig in diesen Organen, können auch allgemein Schwierigkeiten bei den Ausscheidungsvorgängen beobachtet werden und Betroffene klagen teilweise über Verstopfung, Blähungen oder auch Durchfall.

Auch noch diffusere Symptome gehören zum Krankheitsbild: So weisen manche Patientinnen während der monatlichen Blutungen eine **erhöhte Infektanfälligkeit** auf, Allergien und weitere Autoimmunerkrankungen treten auf und weitverbreitet sind stark ausgeprägte **Erschöpfungserscheinungen**. Erhebungen zufolge kämpfen über 50 % der Betroffenen neben der

Endometriose selbst mit dem Fatigue-Syndrom, das übermäßige und anhaltende Müdigkeit und Erschöpfung bringt. Schlaf und Erholung führen hier nicht zur Verbesserung des Wohlbefindens, die Kraftreserven sind abnormal begrenzt und Probleme wie Schlaf- und Konzentrationsstörungen beeinträchtigen das normale Alltagsleben teils extrem.

Und dann ist da noch ein weiteres Symptom, das oftmals zum Entdeckungsanlass für die Erkrankung wird und gleichzeitig der größte Alptraum vieler Patientinnen ist: **Fruchtbarkeitsprobleme**. Denn wenn eine Frau über längere Zeit versucht, schwanger zu werden, und ihr das nicht gelingt, erfolgt meistens der Gang zum Arzt und die Suche nach der Ursache kommt in Gang. Die so entdeckten Endometriosepatientinnen unterscheiden sich nun stark von denen, die von unerträglichen Schmerzen zum Arzt getrieben werden, denn sie haben meist bisher nichts von ihrer Erkrankung bemerkt. Im Nachhinein werden vielleicht doch etwas stärkere Regelschmerzen identifiziert, aber im Großen und Ganzen haben diese Frauen ihr bisheriges Leben von der Endometriose unbehelligt verbracht. Tatsächlich ist Endometriose ein berüchtigter Verdächtiger, wenn es um Empfängnisprobleme geht, denn bei ca. 50 % der Frauen, die sich wegen unerfüllten Kinderwunsches an ärztliche Stellen wenden, findet sich schließlich tatsächlich eine vorliegende Endometriose, und auch umgekehrt sind die Zahlen sehr ähnlich: Etwa die Hälfte der Endometriosepatientinnen hat Schwierigkeiten, auf natürlichem Wege und spontan schwanger zu werden. Die Fruchtbarkeitsprobleme selbst entstehen in erster Linie durch **Endometrioseherde** an **Eileiter** und **Eierstöcken**, die zu Verwachsungen führen und damit einer erfolgreichen Befruchtung und Einnistung im tatsächlichen Wortsinn „im Wege stehen".

Weiterhin wird diskutiert, ob auch indirekte Einflüsse hier Probleme bereiten könnten, besonders zwei Möglichkeiten werden hier in Betracht gezogen. Erstens: Das Immunsystem erkennt die Herde als **Fremdkörper** und ist dadurch so sehr in den Alarmmodus versetzt, dass es einer befruchteten Eizelle nicht erlaubt, sich überhaupt einzunisten. Oder aber zweitens: Die **Spermien** werden durch die Endometriose auf ihrem Weg **behindert**, der Eileiter wird in seiner Beweglichkeit eingeschränkt, womöglich werden auch die Eizellreifung sowie die Entwicklung in frühen Embryonalstadien gestört.

Hierzu ist die Datenlage aber noch nicht eindeutig, als nachweisbarer Auslöser sind in erster Linie die **Verwachsungen** zu betrachten. Schonmal vorweggenommen: Je nach genauer Lage und Ausprägung kann hier mit einer OP oft sehr gut geholfen werden, sodass die Diagnose „Endometriose als Schwangerschaftshindernis" zunächst noch überhaupt kein Grund zur Verzweiflung ist.

Obwohl Endometriose eine klar fassbare und körperliche Erkrankung ist, darf neben Schmerzen, Fruchtbarkeitsproblemen & Co. ein weiterer entscheidender Punkt nicht ins Hintertreffen geraten: die **psychische Komponente**. Es existieren mittlerweile zahlreiche Studien aus verschiedenen Ländern, die einen Zusammenhang zwischen Endometriose und psychischen Erkrankungen, wie etwa **Depressionen**, **Angststörungen** oder auch verschiedene **Suchtmittelabhängigkeiten**, aufzeigen. Das verwundert kaum, kann eine Endometriose doch die Lebensqualität stark einschränken und insbesondere durch chronische oder häufig auftauchende und starke Schmerzen Betroffenen den Alltag zur Qual machen. Eine umfassende Behandlung hat deshalb immer auch mögliche psychische Folgen im Blick und sorgt bei Bedarf ebenso für deren Therapie.

Zusammenfassend lässt sich also sagen: Die Endometriose präsentiert sich tatsächlich als schwer fassbar und kann sich mit ihrer diffusen Symptomlage oft lange tarnen. Es ist also grundsätzlich eine gute Idee, bei gynäkologisch unklaren Beschwerden oder Beobachtungen diesen Übeltäter zumindest im Hinterkopf zu behalten, und je besser gerade junge Frauen darüber Bescheid wissen, desto effektiver lässt sich der oft unnötig lange Leidensweg verkürzen. Wenn Sie also zu den Frauen gehören, die einen solchen Verdacht hegen, zögern Sie nicht, der Sache auf den Grund zu gehen, und erwähnen Sie, falls nötig, Endometriose auch bei Ihrem Arzt. Mittlerweile ist die Krankheit jedoch glücklicherweise gut bekannt und die Zeiten, in denen Frauen befürchten mussten, man könnte ihre Beschwerden als „Einbildung" abtun, sind längst vorbei.

WIE ERFOLGT DIE MEDIZINISCHE DIAGNOSTIK?

Wenn das „Chamäleon“ sich aber so hartnäckig der Entdeckung entzieht, wie gelangt man dann schließlich wirklich zu einer Diagnose? Das ist tatsächlich gar nicht so einfach und wird letztlich in einem **mehrstufigen Verfahren** in Angriff genommen.

Anamnese

Am Anfang steht immer ein gründliches **Anamnesegespräch** mit dem Gynäkologen oder auch dem Hausarzt, falls der aufgrund der Diffusität der Beschwerden der erste Ansprechpartner wird. Hier ist eine wirklich ausführliche Besprechung der Symptome nötig, da sie – wie Sie nun bereits wissen – nur in ihrer komplexen Gesamtheit schließlich einen klaren Hinweis auf eine vorliegende Endometrioseerkrankung geben können. Dabei kommt es nun in erster Linie auf Sie an: Je präziser und umfassender Sie Ihre Erlebnisse schildern können, desto hilfreicher sind die Anhaltspunkte für Ihren Arzt. Wenn Sie also einen Endometrioseverdacht hegen, ist es äußerst sinnvoll, eine Art Beschwerdetagebuch zu führen. Notieren Sie exakt, was Sie wann beobachten, also wann Blutungen auftreten, wie lange sie anhalten, wie stark sie sind, wann Sie Schmerzen verspüren und wo genau etc. Gerade über den Verlauf mehrerer Zyklen hinweg können sich hier schon sehr deutliche Bilder ergeben, die Ihrem Arzt zu einem Anfangsverdacht verhelfen können. Dies kann ebenfalls nützlich sein, um mögliche Muster aufzudecken, die vielleicht nicht auf eine Endometriose hindeuten, aber für andere Krankheitsbilder typisch sind.

BESCHWERDETAGEBUCH

Wann treten Schmerzen auf?	Wann treten Blutungen auf?
Wie lange halten sie an?	Wie lange halten sie an?
Wie stark sind die Schmerzen? leicht sehr stark 1 | 2 | 3 | 4 | 5 | 6 | 7 | 8 | 9 | 10	Wie stark sind die Blutungen? leicht sehr stark 1 | 2 | 3 | 4 | 5 | 6 | 7 | 8 | 9 | 10
Wo treten sie auf?	Wo treten sie auf? (Blase, Darm)

Weitere Notizen / Beobachtungen:
Zum Beispiel Besonderheiten zu
Sexualaktivitäten
Stuhlgang / Urinieren
Ernährung

Ohnehin spielt das Ausschlussverfahren in der ersten Diagnostikphase eine große Rolle. Ihr Frauenarzt wird je nach Ihrem persönlichen Beschwerdebild zunächst andere Erkrankungen mit ähnlichen Symptomen ausschließen, insbesondere solche, die sich einfach nachweisen lassen. Dazu können etwa Geschlechtskrankheiten zählen, Entzündungen von Eileiter oder Gebärmutterschleimhaut oder Zysten und Tumore. Worauf Sie sich ebenfalls einstellen müssen: vermutlich recht intime und vielleicht unangenehme Fragen, etwa zu Ihrem Sexleben oder zu körperlichen Vorgängen wie Stuhlgang und Wasserlassen.

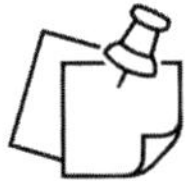

Diese Informationen sind leider unverzichtbar, können aber im vertrauensvollen Arzt-Patientinnen-Gespräch bedenkenlos geäußert werden – es gibt nichts, wofür Sie sich schämen müssten.

Untersuchung

Anschließend folgt eine **gynäkologische Untersuchung**, die Ihnen von Krebsvorsorge und ähnlichen Terminen nicht ganz unbekannt ist. Mittels Tastung wird Ihr Arzt überprüfen, ob schmerzhafte Bereiche vorliegen und sich womöglich größere Herde ertasten lassen, auch Spekulum (Instrument zur Untersuchung der Scheide, ermöglicht die Betrachtung) und Scheidenspiegel zur optischen Untersuchung kommen zum Einsatz.

Auch der Enddarm wird möglicherweise untersucht, da sich hier Endometrioseherde, die sich an den Haltebändern der Gebärmutter befinden, besonders gut ertasten lassen. Diese einfachen Untersuchungsmethoden können erste Verdachtsmomente liefern und eventuell vorhandene größere Herde etwa in der Scheide lassen sich so bereits entdecken. Kleine Herde sind damit allerdings nicht feststellbar und auch bei großen ist eine eindeutige Diagnose so nicht möglich: Welcher Natur die tastbaren Veränderungen tatsächlich sind, kann auf diese Art nicht geklärt werden, es könnte sich beispielsweise auch um Zysten handeln, die mit einer Endometriose nichts zu tun haben. Leider lässt es sich – insbesondere, wenn Sie tatsächlich an Endometriose leiden – nicht immer vermeiden, dass diese Untersuchungen unangenehm sind und manchmal sogar zu Schmerzen führen.

Den in manchen Internetforen kursierenden Horrorberichten dürfen Sie jedoch getrost eine Absage erteilen und sich stattdessen vertrauensvoll in die Hände eines guten Arztes begeben. Gerade wer auf Endometriose spezialisiert ist, weiß schließlich nur zu gut, welche Schmerzen von den Herden ausgelöst werden können, und nimmt die Untersuchungen entsprechend vorsichtig vor.

Im nächsten Schritt kommt nun **spezialisierte Technik** zum Einsatz: Ultraschall, auch Sonografie genannt. Die äußerst sichere und in vielen Fällen angewandte Untersuchungsmethode erlaubt Ihrem Arzt, sich zunächst von außen durch die Bauchdecke ein Bild davon zu machen, wie es bei Ihnen innen so aussieht. Falls Sie damit noch keinerlei Erfahrungen gemacht haben: Hier fährt der Arzt mit einer Art Griff Ihren Bauchbereich ab und die davon abgesonderten Wellen erzeugen auf einem Monitor ein Bild, auf dem sich viele Details im Gewebe erkennen lassen – etwa so, wie Röntgenaufnahmen es mit Knochen tun. So verschaffen Behandelnde sich etwa einen Eindruck von der Lage der Gebärmutter und können auch etwaige größere Herde oder Verwachsungen entdecken. Auch Organe wie die Nieren können so unter die Lupe genommen werden, falls hier Befall vermutet wird. Die Erkennungsmöglichkeiten sind allerdings beschränkt, kleine Herde werden auf diese Weise nicht entdeckt, weshalb man sich anschließend mit einem **Vaginalultraschall** behilft. Dieser funktioniert im Prinzip auf die gleiche Weise, allerdings diesmal aus dem Inneren heraus. Eine Art Stab mit leicht verbreitertem Kopf wird hierbei in die Vagina eingeführt, wodurch das Instrument gewissermaßen „näher am Geschehen" ist und detailliertere Bilder etwa von den Eierstöcken, jedoch auch von möglichen Herden an Blase oder Darm liefern kann.

Analyse

Für eine abschließende gesicherte Diagnose reicht jedoch auch das nicht aus, denn eines kann der Ultraschall nicht leisten und das ist die genaue **Analyse** von Gewebe. Das heißt, es wird zwar vielleicht eine auffällige Gewebeansammlung entdeckt, aber die wirkliche Unterscheidung von etwa einer normalen Zyste ist so nicht möglich. Für die endgültige Sicherheit greifen Ärzte deshalb zur **Laparoskopie**, der Bauchspiegelung. Dabei handelt es sich um

eine minimalinvasive Operation, die unter Vollnarkose durchgeführt wird. Ein optisches Instrument, also eine Art Minikamera, wird durch einen kleinen Schnitt in die Bauchhöhle eingeführt, sodass der Arzt sich ein einzigartig detailliertes Bild von sämtlichen dort befindlichen Bereichen machen kann. Auf diese Weise können auch Herde oder Verwachsungen entdeckt werden, die so klein sind, dass sie auf Ultraschallaufnahmen verborgen geblieben sind, und vor allem: Der Arzt kann nicht nur sehen, sondern auch direkt aktiv werden. Das heißt, dass über feinste Instrumente, die sich ebenfalls durch kleine Schnitte einführen und bedienen lassen, verdächtiges Gewebe sofort entnommen werden kann. So kann man einerseits eine **Biopsie** vornehmen, also eine Gewebeprobe nehmen, die anschließend untersucht wird, andererseits aber entdeckte Herde auch sofort beseitigen. Zur abschließenden Diagnose ist eine solche Bauchspiegelung unverzichtbar, denn nur mikroskopische Untersuchungen des auffälligen Gewebes können wirklich bestätigen, dass es sich dabei um Endometrioseherde und nicht um etwas anderes handelt.
In Einzelfällen können Ärzte noch auf weitere bildgebende Methoden wie etwa **CT** oder **MRT** zurückgreifen. Für die routinemäßige Diagnostik ist das aber nicht nötig, sondern kommt eher dann zum Einsatz, wenn bestimmte Schwierigkeiten vorliegen. Das Gleiche gilt für Darm- oder Blasenspiegelungen, die bei entsprechendem Befall nützlich, ansonsten jedoch überflüssig sind.

Wer nun angesichts dieses Methodenmarathons in Panik gerät, der darf beruhigt sein: Nicht jede Endometrioseerkrankung verlangt den kompletten Diagnostikkoffer und bis auf die Laparoskopie gehören die Untersuchungen zur Alltagsroutine in jeder Frauenarztpraxis. Und selbst, wenn eine Bauchspiegelung notwendig werden sollte, so handelt es sich wie erwähnt um eine minimalinvasive Operationsform, also eine, die nur minimale Eingriffe nötig macht und im Hinblick auf Schmerzen und Dauer des Krankenhausaufenthaltes deutlich weniger belastend ist als eine herkömmliche offene Operation.

DER TYPISCHE BEHANDLUNGSVERLAUF DER ENDOMETRIOSE

Ist die Diagnose erst einmal gesichert, so kommt der für Patientinnen natürlich weitaus interessantere Teil, nämlich die Frage danach, was denn nun alles gegen die Beschwerden getan werden kann. Die gute Nachricht: eine ganze Menge. Das geht von Schmerz- über Hormonbehandlung bis hin zu operativer Behandlung und wird mittlerweile zunehmend durch erweiterte Methoden – auch abseits der Schulmedizin – ergänzt. Was nun aber die eine typische Behandlung wäre, lässt sich, wie Sie erahnen können, nicht sagen, da sich die Krankheit so unterschiedlich und vielfältig zeigt, wie sie Patientinnen hat. Festhalten lässt sich, dass jede Behandlung nicht die Heilung zum Ziel hat, denn diese gilt generell als unmöglich und tritt erst mit dem Erreichen der Menopause von selbst ein. Als oberste Regel gilt in jedem Falle, dass die Behandlung sich an den Symptomen und vor allem am Beschwerde- bzw. Leidensdruck der Betroffenen orientiert. Das heißt zunächst einmal, dass Endometriose, die keine oder nur leichte Schmerzen und auch sonst keine Probleme verursacht, auch nicht behandlungsbedürftig ist, insbesondere, wenn die Herde auch nicht den Anschein der Wachstumsfreude erwecken. Bei vielen Erkrankten dürfte sich diese „Therapie" dann auch ganz von selbst ergeben, da eine Endometriose, die keine auffälligen Beschwerden auslöst, auch oft nicht einmal entdeckt wird. Für diejenigen, die allerdings bereits wissen, dass sie die Krankheit in sich tragen, spielen insbesondere zwei Faktoren eine entscheidende Rolle bei der Frage nach einer möglichen Behandlung.

Erstens: Je früher eine Endometriose behandelt wird, desto höher sind die Chancen auf einen möglichst günstigen Verlauf.

Das heißt je nach Behandlungsoption, dass Herde in ihrem Wachstum gebremst werden, die Entstehung weiterer Herde verhindert wird oder bestehende Herde möglichst restlos entfernt werden. Auch symptomfreie Patientinnen sind also gut beraten, sich Gedanken zu machen, ob sie eine Behandlung wünschen oder nicht, denn eine Garantie, dass die Schmerzfreiheit aufrechterhalten bleibt, gibt es nicht. Möglich ist das allerdings durchaus und es gibt Betroffene, die ihr ganzes Leben lang keiner Behandlung bedürfen, und in Anbetracht der Tatsache, dass die Behandlungsmöglichkeiten alle nicht völlig risiko- bzw. nebenwirkungsfrei sind, muss hier eine kluge Abwägung vorgenommen werden. Kein Wunder, dass viele Patientinnen angesichts dieser Entscheidung verunsichert sind und das Gefühl haben, sie könnten kaum die richtige Wahl treffen. Wenn Sie zu diesen Betroffenen zählen, sind Ihre besten Verbündeten ein ausgezeichneter Arzt und Ihr Körpergefühl. Gerade als Frau mit Endometriose-Problematik oder -verdacht ist es für Sie noch wichtiger als für die meisten Ihrer Geschlechtsgenossinnen, dass Ihr Gynäkologe wirklich der Arzt Ihres Vertrauens ist. Sollten Sie hier Unsicherheiten, Antipathie oder einfach ein mangelndes Gefühl an Zutrauen haben, rate ich dringend zur Suche nach einem Arzt, bei dem Sie sich wirklich gut aufgehoben fühlen. Vielleicht können Freundinnen jemanden empfehlen, vielleicht bekommen Sie einen guten Hinweis bei Selbsthilfeportalen im Internet – in jedem Fall lohnt hier die Suche und eventuell auch eine weitere Anfahrt. Für komplexere Behandlungen sind Sie ohnehin in spezialisierten Endometriose-Zentren am besten aufgehoben, wo Sie auf höchste Expertise und zugleich Einfühlungsvermögen vertrauen dürfen. Es kann auch Sinn machen, sich dorthin zu wenden, wenn Sie sich einfach unklar sind über die optimale weitere Vorgehensweise.

Womit wir bei Punkt zwei der Frage nach einer möglichen Behandlung angelangt sind: Familienplanung.

Auch, wenn Sie derzeit noch keine oder nur gut erträgliche Beschwerden haben, so sollten Sie im Hinterkopf behalten, dass der Verlauf nicht vorhersehbar ist und möglicherweise einem späteren Kinderwunsch in die Quere kommen könnte. Dabei kommt es natürlich ganz auf Ihre Situation an. Bei abgeschlossener Familienplanung spielt dieser Faktor eine ganz andere Rolle als bei einer jungen Erwachsenen, die gerade vor dem Kinderwunsch steht, oder wiederum einem Teenager, der über seine Familienplanung noch kaum eine verlässliche Aussage wird treffen können.

Wenn nun der Entschluss zur Behandlung gefasst ist, welche Möglichkeiten haben Sie dann?

Zunächst einmal muss festgestellt werden, dass keine Behandlung darauf abzielt, die Ursachen der Endometriose an sich zu bekämpfen, sondern stets die **Symptome** bzw. **Begleiterscheinungen** aufs Korn genommen werden. Nr. 1 sind hier sicherlich die Schmerzen. Für die allermeisten Patientinnen kommt es zunächst darauf an, Schmerzen zu lindern; hier sind zwei medikamentöse Wege möglich.

1. Behandlung: medikamentös

Klassische und weitverbreitete **Schmerzmittel** aus der Gruppe der nichtsteroidalen Antirheumatika, wie etwa Ibuprofen, Diclofenac oder Acetylsalicylsäure, sind Mittel der Wahl, wenn es um Schmerzfreiheit geht, und viele Betroffene haben damit auch längst Erfahrungen gemacht. Allerdings sollte eine Schmerztherapie auf Basis dieser in niedriger Dosierung zwar frei verkäuflichen Medikamente nicht einfach in Eigenregie durchgeführt, sondern unbedingt mit dem Arzt geplant werden. Denn es kommt stark darauf an, in welchem Rhythmus, welcher Häufigkeit und welcher Dosis die Schmerzmittel genommen werden sollen, um für die jeweils individuelle Schmerzsituation die perfekte Gegenmaßnahme darzustellen. Das Prinzip, nach dem man sich bei Kopfschmerzen eben mal eine Ibuprofen erlaubt, wenn sie besonders lästig sind, ist bei Endometrioseschmerzen nicht unbedingt zielführend und abhängig von den jeweiligen körperlichen Voraussetzungen empfehlen sich auch unterschiedliche Schmerzmittel. Außerdem treten bei Daueranwendung nicht selten unerwünschte Nebenwirkungen etwa im gastrischen Bereich auf, weshalb hier auf jeden Fall ein ärztlich abgesegneter Anwendungsplan befolgt werden sollte. Generell sind mit solchen Medikamenten aber sehr gute Erfolge zu verzeichnen und zahlreiche Patientinnen finden allein damit schon zu einem Lebensalltag zurück, in dem die Erkrankung sie kaum oder gar nicht mehr einschränkt. Ein weiteres Plus: Die genannten Mittel befreien nicht nur vom Schmerz, sondern entfalten zusätzlich antientzündliche Wirkungen, und da die typischen Endometrioseschmerzen oft von entzündetem Gewebe herrühren, wirken die Medikamente sozusagen doppelt. Deshalb wird neben der Schmerzmittelgabe auch ein zweiter Weg beschritten, bei dem man sich ganz auf das Entzündungsproblem fokussiert und mit sogenannten Entzündungshemmern (COX-2-Hemmer) arbeitet. Die typischen schmerzhaften Begleiterscheinungen einer Endometriose werden damit bekämpft und ihre Verabreichung hat sich als vielversprechend gezeigt, wenn es darum geht, der Entstehung chronischer Schmerzbeschwerden vorzubeugen.

2. Behandlung: nach speziellem Plan

Wenn Sie bereits unter chronischen Schmerzen leiden oder mit besonders starken oder besonders einschränkenden Schmerzen zu kämpfen haben, dann kann eine gezielte **Schmerztherapie** von spezialisierten Therapeuten sinnvoll sein. Die Fachärzte haben im Vergleich zu anderen Medizinern einen viel differenzierteren Überblick über die unterschiedlichsten Aspekte und Ausprägungsformen von Schmerzen, Schmerzmitteln, deren Kombination und präziser Anwendung, sodass ein Behandlungsplan aus ihren Händen oft deutlich effektiver und gezielter ist. Gerade wenn Sie es also bereits über längere Zeit und womöglich mit unterschiedlichen Mitteln versucht haben und trotzdem keine zufriedenstellende Besserung eingetreten ist, kann der Gang zum Schmerzspezialisten die Erlösung bedeuten.

Eine stärkere, gleichzeitig auch gezieltere Vorgehensweise besteht in der Gabe von hormonellen Medikamenten, was dann als endokrine Behandlung bezeichnet wird.

3. Behandlung: endokrin (hormonell)

Das macht Sinn, denn wie Ihnen nun schon bekannt ist, hängt Ihre Erkrankung letztlich mit dem weiblichen Hormonsystem zusammen und so erscheint es nur folgerichtig, hier anzusetzen. Ärzte wählen hierbei einen von drei möglichen Wegen – mit dem ersten haben Sie vielleicht längst Bekanntschaft gemacht, nämlich die „**Pille**“. Was präziser als monophasisches Östrogen-Gestagen-Präparat bezeichnet wird, ist nichts anderes als das, was viele Teenager und Frauen zur Schwangerschaftsverhütung verwenden. Anders als Sie es aber vielleicht kennen, empfiehlt sich bei diesem Einsatz der Pille die Langzyklus- oder gar die Langzeitanwendung, die pillefreien Tage fallen also zumindest für eine bestimmte Zahl an Zyklen oder eben langfristig weg und das Medikament wird durchgehend genommen. Hiermit lassen sich Endometriosebeschwerden meist deutlich verbessern und die Herde werden tatsächlich auch geschrumpft.

Die Wirkweise ist simpel: Durch die Pille wird verhindert, dass sich die Gebärmutterschleimhaut aufbaut und damit auch das außerhalb liegende Endoemtriosegewebe, welches sich schließlich analog zum Endometrium verhält. Zur Pille wird sowohl als erster Behandlungsansatz gegriffen – der bei vielen Patientinnen dann aber auch ausreichend ist – als auch bei der Rezidivprophylaxe, also der Rückfallvermeidung, nach einer Operation. Ebenso ist die Gabe der Hormone beispielsweise per Vaginalring möglich; in jedem Fall müssen die üblichen Nebenwirkungen der Pille, wie etwa erhöhte Thromboseneigung, bedacht werden. Für jüngere Patientinnen werden hier oft zwei Fliegen mit einer Klappe geschlagen, wird doch in der Pille Verhütung mit Behandlung vereint, aus dem gleichen Grund ist sie natürlich für Frauen mit Kinderwunsch ungeeignet. Das ist aber in der Regel kein Problem, denn während einer Schwangerschaft schaltet die Endometriose aufgrund der hormonellen Umstellungen ohnehin gewissermaßen in den „Pausemodus“.

Was unbedingt erwähnt werden muss: Die Pille ist in Deutschland als Mittel zur Endometriosebehandlung nicht offiziell zugelassen. Das heißt nicht, dass sie nicht wirkt, sondern lediglich, dass sie im sogenannten „off-label-use“ verwendet wird, also außerhalb des Einsatzbereiches, für den sie die offizielle Zulassung hat. Der Arzt muss Sie hierüber explizit aufklären und leider bringt diese Tatsache auch mit sich, dass Krankenkassen die Kosten dafür oft nicht übernehmen.

Eine weitere Möglichkeit der hormonellen Behandlung besteht in der Gabe von **Gestagenpräparaten**, also Gelbkörperhormonpräparaten. Hierbei handelt es sich um chemisch erzeugte Hormonvarianten, das bekannteste natürliche Gestagen ist Progesteron, auch als Schwangerschaftshormon bekannt und quasi der „Gegenspieler" von Östrogen. Kurzer Exkurs in die Hormonkunde: Östrogen und Gestagen sind im Wechselspiel die beiden Hauptverantwortlichen dafür, dass der Zyklus planmäßig verläuft. In der ersten Hälfte jedes Zyklus steigt zunächst der Östrogenspiegel bis kurz vor dem Eisprung, in der zweiten Zyklushälfte übernimmt dann Progesteron die Hauptrolle. Es sorgt dafür, dass eine eventuell befruchtete Eizelle perfekte Einnistungsbedingungen vorfände und falls das stattfindet, läuft auch die Progesteronproduktion weiter auf Hochtouren. Falls keine beginnende Schwangerschaft vorliegt – also in den meisten Zyklen –, fährt der Körper die Produktion wieder herunter, bis schließlich die Regelblutung einsetzt. Künstliche Gestagenpräparate können nun für vielfältige gynäkologische Zwecke eingesetzt werden, etwa zur Verhütung, zur Zyklusregulierung oder eben zur Behandlung von Endometriose. Je nach Anwendungsgebiet existieren zahlreiche unterschiedliche Präparate mit verschiedener Wirkung, für die Behandlung von Endometriose hat jedoch nur einer die Zulassung, nämlich Dienogest. Seine Wirkweise beruht darauf, dass die Produktion von Östrogen heruntergefahren, aber nicht komplett eingestellt ist, gleichzeitig ist es antientzündlich und hemmt die Teilung der Zellen in den Endometrioseherden – vereinfacht gesagt: Es trocknet die Herde aus. Ebenfalls durch Gestagen wirkt die sogenannte Minipille, auch hier gilt jedoch, dass sie ausschließlich im „off-label-use" zum Einsatz kommen kann. Möglich ist zudem die Verabreichung von lokal anzuwendenden Gestagenen, etwa in Form einer Levonorgestrel abgebenden Spirale, was den Vorteil mit sich bringt, dass erstens „direkt vor Ort" – also etwa an der Gebärmutterwand – besonders gut auf Herde eingewirkt werden kann und zweitens insgesamt niedrigere Hormonkonzentrationen im gesamten Organismus vorliegen, was Nebenwirkungen verringert. Auch hier geht es um „off-label-use". Generell ist eine Gelbkörperhormonbehandlung insbesondere für Betroffene empfehlenswert, die in Bezug auf das Thrombose-Risiko der Pille zur Risikogruppe gehören, etwa Raucherinnen oder Übergewichtige.

Drittens kann Endometriose mit sogenannten **GnRH-Analoga** behandelt werden. Das sind Medikamente, die längerfristig verabreicht die Ausschüttung des follikelstimulierenden Hormons unterdrücken und damit quasi die zentrale Steuerung der Hormone lahmlegen. Dadurch wird der Körper, was den Östrogenspiegel angeht, in einen Zustand versetzt, der dem der Wechseljahre gleicht. Damit gehen leider auch nicht selten die typischen Wechseljahresbeschwerden, wie Hitzewallungen, Kopfschmerzen oder auch Stimmungsschwankungen, einher, außerdem führt die Aufrechterhaltung dieses Zustands über längere Zeit zu einem Schwund an Knochenmineralien, also Osteoporose. Dieser Problematik kann mit einer sogenannten „add-back"-Therapie entgegengearbeitet werden, in der zusätzlich entsprechende Hormone verabreicht werden, die die Leiden stark reduzieren. Eine solche Therapie ist meist auf höchstens sechs Monate beschränkt, findet bislang eher selten Anwendung und kommt meist nur für besonders schwere Fälle, bzw. als Nachbehandlung einer umfangreichen OP, zum Einsatz.

Bei all den Möglichkeiten der hormonellen Therapie ist zu bedenken, dass hier – teils stark – in den Hormonhaushalt der betroffenen Frauen eingegriffen wird. Das kann ganz unproblematisch verlaufen, jedoch auch mit Nebenwirkungen verbunden sein und muss deshalb immer sorgfältig mit dem erhofften Nutzen abgewogen werden. Gerade im Hinblick auf Familienplanung kommt der Frage natürlich noch einmal eine ganz besondere Bedeutung zu. Neben den verschiedenen Ansätzen, die Endometriose medikamentös in Griff zu kriegen, gibt es noch die bereits mehrfach erwähnte Möglichkeit der Operation.

4. Behandlung: operativ

Hierbei werden sämtliche auffindbare Herde mittels Laser oder Skalpell möglichst vollständig entfernt. Das stellt auf der einen Seite natürlich einen deutlich massiveren Eingriff dar als das tägliche Schlucken einer Tablette, birgt auf der anderen Seite jedoch nicht die Risiken von Nebenwirkungen aufgrund einer Langzeittherapie. Nach einer solchen OP sind Schmerzen und sonstige Beschwerden meist massiv reduziert, es handelt sich also um eine stark wirksame Form der Behandlung. Zum Einsatz kommt sie vor allem bei großen Zysten an den Eierstöcken und Harnwegen oder in Blase und Darm, bei sehr ausgeprägtem und verbreitetem Befall und tief infiltrierenden Herden.

Gerade wenn die Herde so groß oder ungünstig gelegen sind, dass sie Organe in ihrer Funktion beeinträchtigen, kann die operative Entfernung die einzige Option sein, womit dann auch eine Beseitigung der Beschwerden einhergeht. Das gilt auch im Falle von Fruchtbarkeitsproblemen, wofür in der OP empfängnisverhindernde Verwachsungen entfernt werden können. Meist wird ein solcher Eingriff in Form der bereits beschriebenen Laparoskopie durchgeführt, nur sehr selten ist eine offene OP nötig.

Zur Nachbehandlung greift der Arzt dann oft zu einer zeitlich begrenzten medikamentösen Unterstützungstherapie, um das erneute Entstehen von Endometrioseherden zu unterdrücken.

Mit all diesen Möglichkeiten der Behandlung lässt sich bei den allermeisten Patientinnen eine deutliche Verbesserung ihres Zustands bis hin zur Beschwerdefreiheit erreichen. Verschwiegen werden sollte allerdings nicht, dass generell eine recht hohe Rückfallwahrscheinlichkeit besteht, denn schließlich ist die Ursache nicht behandelbar. Man muss also gerade bei schweren Fällen von anhaltendem Behandlungsbedarf ausgehen, was jedoch keineswegs anhaltenden Leidensdruck bedeutet.

Abseits der klassischen Behandlungsmethoden etablieren sich in jüngster Zeit zunehmend ergänzende oder alternative Konzepte, mit denen viele Patientinnen exzellente Erfahrungen machen.

5. Ergänzende Konzepte

Von Vitaminen und Nahrungsergänzungsmitteln über Ernährungs- und Bewegungskonzepte bis hin zu alternativmedizinischen Verfahren gibt es zahlreiche Möglichkeiten, sich dem Kampf gegen die Endometriose zu stellen, worum es dann im Hauptteil dieses Buches gehen wird. Abschließend lässt sich bis hier zusammenfassen: Für die meisten Patientinnen findet sich ein guter Weg, die Endometriose so in den Hintergrund rücken zu lassen, dass sie einem unbeschwerten und befreiten Alltags-, Liebes- und oft sogar Familienleben nicht im Wege steht. Wie Sie selbst diesen Weg für sich gestalten und optimieren können, erfahren Sie in den Folgekapiteln.

Wie entsteht eine Endometriose?

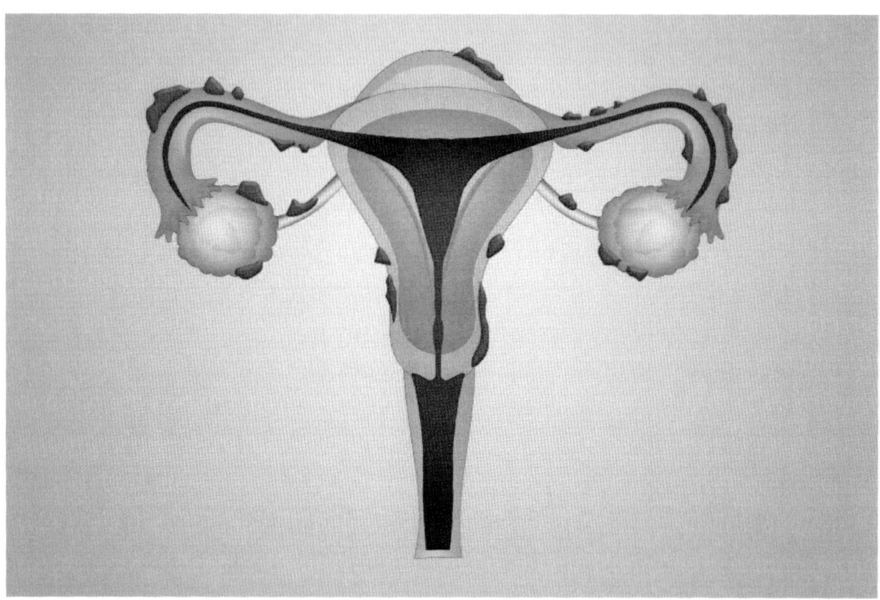

Wie sich die Krankheit äußert, was dabei konkret im Körper vorgeht und welche Faktoren sie möglicherweise begünstigen, darüber wissen Sie nun bereits Bescheid. Die Königsfrage allerdings ist noch nicht beantwortet: Wie entsteht Endometriose eigentlich? Hier erweist sich die Endometriose erneut als schwer zu fassendes Chamäleon, sodass Ärzte und Forscher sich bis heute nicht ganz sicher sind, was denn nun konkret dazu führt, dass im Körper einer Patientin tatsächlich Endometriose entsteht. Es existieren verschiedene Erklärungsansätze, mit denen die Wissenschaft sich beschäftigt – derzeit werden drei Szenarien als wahrscheinlich betrachtet, auf die wir nun einen kurzen Blick werfen wollen.

ROLLE RÜCKWÄRTS: DIE IMPLANTATIONSTHEORIE

Diese Theorie fußt auf einem Vorgang, der für viele Frauen zunächst kurios klingt, tatsächlich aber gar nicht so selten ist: *retrograde* (rückläufige) Menstruation. Üblicherweise kennt man die Menstruation als den Vorgang, bei dem Blut und damit auch Endometriumgewebe durch die Vagina den Körper verlassen, ein Teil davon kann jedoch auch einen anderen Weg nehmen. Dann fließt Menstruationsblut auch durch offene Eileiter „nach innen", und zwar in den Bauchraum hinein. Daraus ergibt sich eine logische und leicht nachvollziehbare Hypothese, nämlich, dass auf diese Weise Endometrium in die Bauchhöhle gelangt und sich dort implantiert, also festsetzt, und Endometrioseherde bildet. Erwähnt werden muss allerdings, dass bei etwa 90 % der Frauen eine solche retrograde Menstruation zwar vorliegt, diese aber längst nicht alle an Endometriose erkranken. Zusammengefasst lässt sich also sagen, dass durch diese Theorie sehr gut erklärbar ist, wie Endometriumgewebe in Körperbereiche gelangt, in die es nicht gehört. Die Frage, weshalb manche Frauen dann eine Endometriose entwickeln und andere nicht, bleibt allerdings unbeantwortet.

ZELLUMWANDLUNG: DIE COELOM-METAPLASIE-THEORIE

Jetzt wird's wissenschaftlich: Bei der Theorie mit dem etwas sperrigen Namen Coelom-Metaplasie-Theorie geht man davon aus, dass das Gewebe der Endometrioseherde nicht etwa eingeschleppt wird, sondern sich vor Ort selbst bildet. *Coelom* ist das griechische Wort für „Vertiefung, Hohlraum" und *Metaplasie* bezeichnet den Vorgang, bei dem sich Zellen einer bestimmten Art in andere Zellen verwandeln, was theoretisch überall im Körper auftreten kann. Im Fall der Endometriose-Entstehungstheorie nimmt man nun an, dass sich bestimmte Zellen aus der Leibeshöhle des Embryos später in Endometriosezellen umwandeln. Dass das passiert, könnte unterschiedliche Ursachen haben, beispielsweise Entzündungen oder Beeinflussung durch Hormone. Dieser Hypothese folgend, würde sich die Endometriose also von selbst an den betreffenden Stellen entwickeln, was aufgrund bekannter Vorgänge im Körper durchaus denkbar ist. Gegen die Theorie spricht allerdings, dass Metaplasie mit zunehmendem Alter wahrscheinlicher wird, Endometriose allerdings nicht.

KOMBINATION VON ERKRANKUNGEN: DIE ARCHIMETRA-THEORIE

Diese Hypothese geht schließlich davon aus, dass Endometriose nicht als alleinstehende Krankheit betrachtet werden sollte, sondern im Zusammenhang mit der sogenannten *Adenomyose* steht. Bei dieser Erkrankung kommt Endometrium in der Gebärmutterwand vor, was ebenfalls sehr starke Schmerzen auslösen kann. Die Idee der Archimetra-Theorie ist nun, dass Endometriose eigentlich eine Vorstufe oder auch Folge der Adenomyose ist, was dann auch den Namen erklärt: *Archimetra* ist der griechische Begriff für die Gebärmutter, Endometriose wird hier also als Erkrankung der Gebärmutter verstanden.

Neben diesen drei Ansätzen werden vereinzelt noch weitere Theorien, wie etwa die *Stammzell*-Theorie oder die *lymphatisch/vaskuläre benigne Metastasierungs*theorie, diskutiert, die genaue Betrachtung des gesamten aktuellen Forschungsansatzes würde allerdings weitere Bücher füllen und zugleich Patientinnen kaum weiterhelfen. Ohnehin steht eine gesicherte Erkenntnis noch aus und jedes der besprochenen Konzepte dient bislang lediglich als möglicher Erklärungsansatz. Für Sie als Betroffene ist es demnach von Interesse, zwar einen Überblick über den aktuellen Stand der Forschung zu haben, weit wichtiger ist aber die Frage nach dem, was bereits feststeht und wie Sie davon profitieren können. Deshalb beschäftigt sich das nächste Kapitel nun eingehender mit der Frage nach einer ganzheitlichen Betrachtung der Endometriose.

Das große Ganze

Ein neuer Blick auf die Endometriose

Die bisherigen Feststellungen waren vermutlich eher ernüchternd: wenig Gewissheiten, viele Fragezeichen – wie soll man da vernünftig an die Sache herangehen? Zum Glück gibt es mittlerweile Ansätze, die einen weiter gefassten Blick nicht nur auf die Endometriose, sondern auf die Entstehung von Krankheiten an sich werfen. Solche ganzheitlichen Herangehensweisen werden immer dann besonders nützlich, wenn der Ansatz eindeutiger Erklärungen und präziser Diagnosen versagt, denn auf diese Weise wird ein Patient auch ohne exakte Kenntnis über die einzelnen Details seiner Erkrankung in die Lage versetzt, aktiv etwas für verbessertes Wohlbefinden oder sogar Genesung zu tun. Aber was genau meint eigentlich diese „ganzheitliche Sicht", die mittlerweile auch ein wenig zum belanglosen Modewort verkommen ist?

Der Begriff, zu dem auch aus esoterisch-spiritueller Ecke heute gerne gegriffen wird, wenn man nicht so genau sagen kann, was man eigentlich versprechen möchte, hat eigentlich einen zutiefst vernünftigen und konkreten Kern. Krankheiten ganzheitlich zu betrachten, bedeutet zunächst, sie als Produkt eines großen Zusammenhangs zu sehen, als Teil eines weitverzweigten und oftmals schwer zu durchschauenden Geflechts. Und dafür gibt es allerhand gute Gründe, denn die meisten Leiden entstehen nicht einfach aus dem Nichts.

In vielen Fällen ist diese Auffassung längst etabliert. Wer etwa einen Darmkrebspatienten behandelt, der schaut nicht nur auf die Darmschleimhaut, sondern betrachtet den gesamten Menschen: Was führt er für ein Leben, wie gestaltet er seine Ernährung, hat er Vorerkrankungen, wie ist sein Körperbau? Denn schließlich hängt von diesen Faktoren vieles ab. Bestimmte Lebensmittel, wie rotes Fleisch oder Alkohol, erhöhen das Darmkrebs-Risiko, Übergewicht hingegen kann darauf hindeuten, dass beides im Übermaß genossen wird, und dafür wiederum kann ein Leben unter starkem Dauerstress die Ursache sein. Der ganzheitliche Blick ist hier also notwendig und seine Notwendigkeit offensichtlich, allerdings ist das nicht immer so klar. Doch gerade in den letzten Jahren haben sich einige Erkenntnisse durchgesetzt, die deutlich machen, dass der Blick aufs große Ganze noch viel häufiger unverzichtbar wird.

An erster Stelle steht hier das immer bessere Verständnis von Stress und seinen ganz konkreten Auswirkungen auf den menschlichen Körper und Geist. Wir wissen nun, dass zahlreiche Überstunden, das ständige Gefühl der Überforderung oder des Nicht-abschalten-Könnens reale Konsequenzen für Verdauung, Schmerzempfinden und vieles mehr haben können.

Wir wissen außerdem immer mehr über psychische Erkrankungen und deren Wechselwirkung mit körperlichen Leiden, wir sammeln Erkenntnisse über den Zusammenhang von Immunsystem und Darm und wir begreifen zunehmend, dass der menschliche Organismus ein solch komplexes System ist, dass isolierte Symptombetrachtung fast immer zu kurz greift.

Das macht Behandlung auf der einen Seite nicht gerade einfacher, auf der anderen Seite ergibt sich jedoch ein großer Vorteil: Auch, wenn eine exakte Diagnose oder ein gezieltes Medikament noch fehlt, lässt sich schon etwas über eine ganzheitliche Gesundheitsfürsorge für die Patientin tun – und oft kann die Patientin das auch ganz allein in die Hand nehmen. Und auch, wenn bereits ein Behandlungsplan besteht und Sie etwa Medikamente nehmen, so können Sie mit ganzheitlichen Maßnahmen für erhebliche Verbesserung sorgen und Ihren Körper in jeder Hinsicht optimal unterstützen.

Wagen wir also einen neuen Blick auf die Endometriose, bei dem sie vor allem als Teil eines großen Systems betrachtet wird, und schauen wir uns an, was sich daraus möglicherweise an Ansätzen für Sie ergeben kann. Für ein besseres Verständnis der komplexen Zusammenhänge erhalten Sie nicht nur Informationen darüber, wie einzelne Faktoren mit der Endometriose zu tun haben können, sondern auch darüber, welche generellen Wechselwirkungen jeweils mit Krankheitsprozessen vorliegen – ganz im Sinne einer ganzheitlichen Betrachtung. Wie Sie das Verständnis der Zusammenhänge schließlich konkret nutzen können, um eine Verbesserung Ihres Wohlbefindens herbeizuführen, erfahren Sie dann in den anschließenden Kapiteln, die sich vollends auf praktische Maßnahmen konzentrieren.

WELCHE ROLLE SPIELT DAS IMMUNSYSTEM?

Das Immunsystem ist der oberste Hüter unserer Gesundheit, so viel ist bekannt. In jeder Sekunde zieht es – meist ganz unbemerkt – tapfer in den Kampf gegen all die Viren, Bakterien, Pilze, Schadstoffe & Co., die im Alltag so auf uns einstürmen, und das sind eine ganze Menge. Dass wir davon kaum etwas mitbekommen, liegt daran, dass das Immunsystem bei gesunden Menschen einen fantastischen Job macht. Wie genau, das wollen wir uns kurz einmal überblicksartig ansehen. Die Immunreaktion, also die Arbeit des Immunsystems, hat vereinfacht gesagt zwei Methoden bzw. zwei Pfade. Die ersten Verteidiger an der Front gegen Feinde aller Art gehören zum Heer der ***unspezifischen* Immunabwehr**. Sie schlagen los, sobald sie einen Eindringling bemerken, und das können sie sehr schnell und in jeder Situation tun. Ob Keime in eine kleine Schnittwunde am Finger geraten, wir die Viren einer erkälteten Kollegin einatmen oder sich in unserer Nahrung unerwünschte Bakterien befanden, unser Immunsystem steht bereit. Dazu nutzt es eine Vielzahl von Mechanismen, wie etwa die Schleimhäute, Körperflüssigkeiten wie Speichel oder Magensäure, Flimmerhärchen in den Bronchien, die natürliche Flora, beispielsweise der Scheide, oder verschiedene Abwehrzellen und Eiweiße. Damit ist dem Angreifer oft schon der Garaus gemacht – allerdings reicht die quasi blinde Breitbandabwehr nicht immer aus. Dann werden Präzisionswaffen nötig und auch die hat der Körper in seinem Arsenal, unter anderem in Form der bekannten T- und B-Zellen.

Diese Mechanismen gehören zur ***erworbenen* Immunabwehr**, das heißt, sie stehen uns anders als die unspezifische Immunabwehr nicht von Geburt an zur Verfügung, sondern wir haben sie im Laufe unseres Lebens trainiert, und zwar in der Regel, indem wir Kontakt mit den entsprechenden Erregern hatten. Unser Körper hat in diesen Fällen eine passgenau auf den jeweiligen Erreger zugeschnittene Waffe gebastelt und den Bauplan dafür außerdem abgespeichert. Deshalb kann er beim erneuten Kontakt damit zielgerichtet zuschlagen und schneller reagieren, man spricht davon, dass die Immunabwehr Antigene (fremde Moleküle, z. B. auf Bakterien oder Viren) erkennt und die spezifischen Waffen – die Antikörper – bildet und losschickt.

So funktioniert letztlich der Kampf gegen jede Art von Krankheit und es ist leicht vorstellbar, welch verheerende Wirkung ein geschwächtes Immunsystem haben kann. Dafür kann es einige Auslöser geben, die häufigsten sind Stress, Bewegungs- oder Schlafmangel, ungesunde Ernährung, Rauchen und Alkohol, Entzündung, Infekte oder chronische sowie Autoimmunerkrankungen. Die große Frage für Endometriosepatientinnen lautet nun: Hat das Immunsystem – bzw. der Zustand meines Immunsystems – womöglich auch etwas mit meiner Erkrankung zu tun? Schließlich bekommt man Endometriose nicht durch ein paar Bakterien, es ist keine ansteckende Krankheit.

Es gibt Forschungsansätze, die vermuten, dass das Immunsystem dabei sehr wohl eine Rolle spielen kann. Diese Überlegung fußt auf der Tatsache, dass die Abwehr in diesem Fall schließlich einen ganz zentralen Punkt ihrer Aufgaben nicht erfüllt: dafür sorgen, dass sich nichts Fremdes ansiedelt. Denn das gilt nicht nur für Keime aus der Umwelt, die im Körper unschädlich gemacht werden sollten, sondern auch für Gewebe. Sprich, eigentlich ist von einem effektiv arbeitenden Immunsystem zu erwarten, dass es Gewebe an einer Stelle des Körpers, an die es nicht gehört, ebenfalls zerstören würde – Endometrium außerhalb der Gebärmutter sollte also den Befehl „Feind auslöschen“ auslösen. Beweise dafür, dass die Entstehung von Endometrioseherden also auf einem Versagen des Immunsystems basiert, gibt es allerdings bislang nicht, was auch damit zu tun hat, dass schließlich auch der Entstehungsmechanismus an sich noch nicht abschließend geklärt ist.

Ebenfalls diskutiert wird die Frage, ob man Endometriose im Zusammenhang mit Autoimmunerkrankungen betrachten sollte, und dafür gibt es einige Hinweise. So fand eine Meta-Studie aus dem Jahr 2019 heraus, dass sich für bestimmte Autoimmunerkrankungen, wie beispielsweise rheumatoide Arthritis, Zöliakie oder Morbus Crohn, ein Zusammenhang nachweisen lässt – die genaue Beziehung ließ sich aber bislang nicht aufdecken. So ist entweder denkbar, dass Endometriose die Folge einer Autoimmunerkrankung ist, dass umgekehrt eine Autoimmunerkrankung infolge der Endometriose entsteht, oder aber auch, dass schlicht beide Krankheiten von sehr ähnlichen Faktoren ausgelöst werden könnten. Zur kurzen Klärung: Als Autoimmunerkrankung bezeichnet man Krankheiten, die letztlich eine Fehlreaktion des Immunsystems sind. Das Immunsystem identifiziert hierbei körpereigene Bestandteile irrtümlich als fremd und attackiert sie entsprechend. Deshalb verlaufen solche Erkrankungen chronisch und wie auch bei der Endometriose spielen ständige Entzündungsreaktionen eine große Rolle. Ob das Immunsystem also nun ganz oder in Teilen dafür verantwortlich ist, dass eine Endometriose sich überhaupt entwickelt, muss bislang also noch mit einem Fragezeichen versehen bleiben, andersherum ist die Sache hingegen klar: Eine bestehende Endometriose kann Auswirkungen auf das Immunsystem haben, indem sie Entzündungen hervorruft. Wie bereits beschrieben, besteht ein großer Teil der Beschwerden schließlich daraus, dass Verwachsungen, Verklebungen oder Wucherungen sich entzünden, also vom Immunsystem attackiert werden. Denn eine Entzündung ist schließlich nichts anderes als ein normalerweise gewünschter Prozess des Körpers, mit dem er schädliche Stoffe bekämpft. Vorgesehen ist allerdings, dass dieses Gefecht einmal aufgenommen wird, mit der nötigen Intensität geführt und schließlich nach Besiegen des Eindringlings auch wieder beendet wird – die Entzündung klingt ab, das Immunsystem hat seine Aufgabe erledigt und kommt zur Ruhe.

Lässt sich die Aufgabe jedoch wie im Falle der Endometriose nicht beenden, so tobt ein fortwährender Kampf eben in Form einer fortwährenden Entzündung und diese kostet das Immunsystem einiges an Kraft. Durch die chronischen Entzündungsvorgänge kann die körpereigene Abwehr durchaus geschwächt werden und das ist der Punkt, an dem der ganzheitliche Blick mit Fokus auf das Immunsystem relevant wird. Denn hier stellt sich die Frage, was Sie tun können, um Ihre körpereigene Armee optimal zu unterstützen und jederzeit mit allem zu versorgen, was nötig ist. Das ist gar nicht mal so wenig und was genau, das erfahren Sie im nächsten großen Kapitel.

WELCHE ROLLE SPIELT DER DARM?

Zunächst wenden wir den Blick jedoch einem weiteren Akteur zu, den man bei der ganzheitlichen Betrachtung von Krankheiten nie außer Acht lassen sollte: den Darm. Erst in jüngster Zeit hat sich ein Bewusstsein dafür entwickelt, welche immens wichtige Rolle er für das Immunsystem spielt – mittlerweile ist aber bekannt, dass sein vielfältiges Mikrobiom entscheidend dafür ist, wie gut wir uns allgemein gegen Krankheitserreger zur Wehr setzen können. Nicht nur das: in Bezug auf einige Erkrankungen, wie etwa Morbus Crohn, Allergien oder Multipler Sklerose, wird mittlerweile davon ausgegangen, dass die Darmflora ganz konkret damit im Zusammenhang steht – und einige der Krankheiten finden sich auch auf der Liste der Autoimmunerkrankungen, bei denen ein Zusammenhang mit Endometriose festgestellt werden konnte.

Darüber hinaus lässt sich beobachten, dass auch eine weitere typische „Frauenkrankheit" oft gepaart mit Endometriose auftritt, und zwar das berüchtigte Reizdarmsyndrom. Ebenso chronisch und ebenso schwer fassbar macht es Endometriosepatientinnen nicht selten zusätzlich das Leben schwer und rückt den Darm ins Zentrum der Aufmerksamkeit. Und schließlich wissen wir bereits, dass der Darm auch andersherum eine Rolle spielen kann, nämlich, wenn er direkt von Endometrioseherden betroffen ist und Patientinnen deshalb mit Verdauungsbeschwerden oder Schmerzen zu kämpfen haben. Bei diesem Organ wird also sehr deutlich, wie wichtig ein Blick auf das körperliche Gesamtsystem ist, denn ganz offensichtlich laufen beim Darm einige wichtige Fäden zusammen. Eine entsprechende Berücksichtigung sollte er daher auch in der Behandlung finden – insbesondere in der Selbstbehandlung.

WELCHE ROLLE SPIELEN PSYCHE UND STRESS?

Diese Frage wird meist zögerlich gestellt und kritisch betrachtet. Gerade junge Frauen mit Endometriose oder auch nur dem Verdacht wollen von solchen Zusammenhängen oft erst einmal nichts hören, denn sie kämpfen ohnehin mit einem leider noch immer weit verbreiteten Vorurteil: Ihre Beschwerden würden sie sich entweder nur einbilden oder aber sie hätten rein psychische Ursache – was so wenig zutreffend wie hilfreich ist.

Hier zeigt sich eine Tendenz, die bedauerlicherweise noch immer weit verbreitet ist, und zwar die zumindest unterbewusste Annahme, Frauen wären irgendwie einfach empfindlicher und „hätten ständig irgendwas". Insbesondere, wenn Beschwerden im Zusammenhang mit dem Zyklus geschildert werden, neigt gerade die männliche Hälfte der Bevölkerung auch aus bloßer Unwissenheit dazu, anzunehmen, dass das eben alles mit „diesen Tagen" zu tun habe. Diese Sicht kann für Betroffene allerdings fatal sein, denn tatsächlich kann die Psyche eine äußerst entscheidende Rolle spielen.

Zunächst ist aber noch einmal ganz klar festzuhalten: Weder ist die Endometriose eine psychosomatische Erkrankung – also eine, bei der kein tatsächlicher körperlicher Auslöser festgestellt werden kann – noch ist sie die Folge von psychischen Problemen. Auch kann, anders als manchmal behauptet, Stress keine Endometriose auslösen, Wechselwirkungen zwischen Psyche, Krankheit und Stress bestehen aber sehr wohl. So ist es unzweifelhaft, dass Endometriose eine Vielzahl an teils sehr belastenden psychischen Problemen nach sich ziehen kann. Kaum überraschend, wenn man sich vor Augen führt, dass für viele Patientinnen der Alltag durch Schmerzen oder andere Beschwerden bestimmt wird.

Angsterkrankungen und Depressionen gehören somit zu den häufigsten Folgeerkrankungen, die teils von den Symptomen selbst, teils aber auch von deren Folgen für den Alltag ausgelöst werden. Die ständige Furcht vor Schmerzattacken, die sich nicht beherrschen lassen, und das Gefühl, machtlos und ausgeliefert zu sein, können Angst zum ständigen Begleiter machen, bis diese sich verselbstständigt. Genauso können Gefühle von Antriebslosigkeit, Ausweglosigkeit und Hoffnungslosigkeit zu grundlegender und ausgeprägter Traurigkeit und schließlich depressiver Verstimmung führen. Das wird oft noch verstärkt durch bloße Alltagserfahrungen: Unternehmungen, die aufgrund von Schmerzen abgesagt werden müssen, Probleme etwa in Studium oder Beruf, weil man gehäuft Krankschreibungen vorlegt, das demütigende Gefühl, nicht ernstgenommen zu werden, oder Sport, der nicht mehr ausgeübt werden kann.

Besonders belastend sind oft Konflikte in der Partnerschaft. Seien es zunehmende Spannungen, weil statt trauter Zweisamkeit Schmerzen im Vordergrund stehen, sei es unbefriedigendes Sexualleben oder gar die Familienplanung, der die Endometriose einen Strich durch die Rechnung macht – in all dem kann ein Auslöser für Depressionen liegen. Und auch die teils jahrelange Jagd nach der richtigen Diagnose schürt nicht selten Ängste und Depressionen, die mit dem Diagnoseschein nicht einfach wieder verschwinden.

Dass die Endometriose also starke Auswirkungen auf die Psyche hat, ist unzweifelhaft, tatsächlich läuft es aber auch andersherum. Das zentrale Element der Erkrankung ist der Schmerz und der entsteht schließlich einzig und allein in unserem Gehirn. Es ist längst bekannt, dass psychische Faktoren große Auswirkungen darauf haben, wie wir Schmerz überhaupt wahrnehmen und wie sehr er sich intensivieren kann.

Zum einen führt Stress – ganz gleich, welcher Art, auch Angst bedeutet letztlich eine Form von Stress für den Körper – dazu, dass wir verkrampfen, und zwar ganz konkret körperlich. Die Hormone Adrenalin und Noradrenalin, die beiden Hauptfiguren im Stress-Drama, geraten aus dem gesunden Gleichgewicht und können dafür sorgen, dass die Muskulatur nicht mehr richtig entspannt, was zusätzliches Gift für einen schmerzgeplagten Körper ist.

Zum anderen verbraucht Stress Serotonin und das ist wiederum stark am Schmerzempfinden beteiligt. Zu wenig von dem Glückshormon erhöht die Empfindlichkeit der Schmerzrezeptoren – et voilà, wir sind nicht nur unglücklich, sondern es tut auch gleich viel mehr weh.

Aber auch abseits von solch konkreten chemischen Zusammenhängen wird an vielen Stellen deutlich, dass die Psyche mitentscheidend dafür ist, wie gut oder schlecht es einer Patientin mit ihrer Erkrankung geht. So sorgt eine depressive, auf die Krankheit fokussierte Grundstimmung dafür, dass Sie noch mehr und noch genauer auf alles achten, was in Ihrem Körper vorgeht. Sie nehmen jede Regung, jede Veränderung, jeden Schmerzanfall viel aufmerksamer und intensiver wahr, als wenn eine ausgeglichenere psychische Verfassung zulassen würde, dass statt der Krankheit andere Dinge im Fokus Ihres Erlebens stehen. Derlei Verflechtungen zwischen Geist und Krankheit gibt es noch einige mehr, aber fest steht eines: Zwischen Psyche und Endometriose besteht nicht nur ein enger Zusammenhang, sondern tatsächlich eine Beziehung der Wechselwirkung und gegenseitigen Verstärkung.

Wenn es Ihnen also gelingt, das nicht zum Teufelskreis, sondern stattdessen zu einer Art Befreiungskreislauf werden zu lassen, dann haben Sie bereits einen großartigen Sieg errungen, der Ihnen den Alltag weitaus entspannter und leichter werden lässt. Und gerade an dieser Stelle können Sie umfangreich aktiv werden, wie Sie später noch ausführlich lesen werden. Für jetzt bleibt festzuhalten: Lassen Sie sich von niemandem aus der Ruhe bringen, der Ihre Krankheit entweder auf „die Psyche" schieben möchte oder aber die Wirkung psychologischer Selbstfürsorge in Abrede stellen will – Ihr Geist ist Ihr bester Verbündeter im Kampf gegen Krankheit!

UND WAS HAT DIE ERNÄHRUNG DAMIT ZU TUN?

Ganz klare Antwort: eine ganze Menge. Zwar sorgt die falsche Ernährung nicht für die Entstehung von Endometriose und selbst der perfekte Speiseplan kann sie nicht heilen, aber wenn es darum geht, bestmöglich mit den Symptomen zu leben, dann ist die Ernährung ein Knackpunkt. Grund zur Freude, denn schließlich entscheiden Sie selbst darüber, was Sie essen, und damit haben Sie einiges in der Hand.

Ernährung ⇆ Immunsystem ⇆ Endometriose

Zunächst einmal besteht der gut erforschte Zusammenhang zwischen Ernährung und Immunsystem. Es gehört längst zum Allgemeinwissen, dass frisches Obst und Gemüse, Vollkornprodukte und einiges mehr wahre Booster fürs Immunsystem sind, wohingegen Übeltäter wie zu viel Zucker oder Alkohol eher das Gegenteil bewirken. Wie wertvoll eine schlagkräftige körpereigene Abwehr im Umgang mit der Endometriose ist, wissen Sie nun bereits – auch hier schließt sich also ein Kreis. Es geht aber noch weiter: Denn in der Ernährung lassen sich ganz eindeutige Faktoren für Entzündungen ausmachen. Das können bestimmte Lebensmittel oder Nährstoffe sein, bei denen konkret entzündungshemmende Wirkungen nachgewiesen wurden, wie beispielsweise Omega-3-Fettsäuren in Fisch oder Bromelain in Ananas. Es bezieht sich jedoch auch auf einen umfassenden Ernährungsstil, der in seiner Gesamtheit Entzündungen entgegenwirkt, das heißt, es nützt nur wenig, gezielt Fisch und Ananas zu sich zu nehmen, aber abseits davon fettreiches und überzuckertes Fastfood die Hauptrolle auf dem Teller spielen zu lassen. Denn so, wie es günstig wirkende Lebensmittel gibt, gibt es auch welche, die entzündliche Prozesse noch weiter befeuern können, beispielsweise Histamin oder Arachidonsäure in tierischen Lebensmitteln. Für Endometriosepatientinnen kommt es also ganz entscheidend darauf an, eine umfassend vorteilhafte Ernährungsweise zu etablieren, in der all die unterschiedlichen Faktoren berücksichtigt werden. Das wirkt zunächst ein bisschen komplex, ist eigentlich aber sehr einfach und vor allem lecker und wie Sie dabei am besten vorgehen, erfahren Sie später noch detailliert.

Ernährung ⇆ Übergewicht ⇆ Endometriose

Zunächst gilt es jedoch, noch einen weiteren Punkt anzusprechen, der im Zusammenhang Ernährung – Endometriose nicht unter den Tisch fallen darf, wenngleich viele Frauen es nicht besonders gerne hören: Übergewicht. Zwar gilt auch hier: Übergewicht löst nach allem, was wir wissen, keine Endometriose aus und Gewichtsreduktion lässt sie leider auch nicht verschwinden.

Allerdings greift bei überschüssigem Fett ein Mechanismus, der für Patientinnen fatal ist, und zwar werden dauerhaft schwelende Entzündungen hervorgerufen. Denn die Fettzellen machen sich nicht nur optisch bemerkbar, sondern greifen auch erheblich in den Stoffwechsel ein, indem sie Hormone freisetzen, die ihrerseits Entzündungen befeuern.

Besonders schädlich ist hierbei das berüchtigte Bauchfett, aber auch die Polster an anderen Körperstellen lösen diese Reaktion aus. Das ist übrigens ganz handfest im Blutbild nachweisbar, so steigt bei Übergewichtigen das C-reaktive Protein, ein Eiweiß aus der Leber, zudem sind Interleukin -1 und -6, Botenstoffe, die das Immunsystem regulieren, der Tumornekrosefaktor, der als Immunsystem-Signalstoff ebenfalls an Entzündungen beteiligt ist, sowie Leptin, ein Hormon, das bei Normalgewichtigen das Sättigungsgefühl regelt, in höherer Konzentration vorhanden.

Was komplexe Laborarbeit ist, lässt sich für Laien kurz und prägnant zusammenfassen: Es beweist das Vorliegen einer heftigen Entzündung. Im Körper von übergewichtigen Menschen laufen also fortwährende Entzündungsprozesse ab, die sowohl an einzelnen Stellen als auch im gesamten Organismus wirken können. Das führt zu einer Reihe von Krankheitsrisiken, wie Herz-Kreislauf-Erkrankungen, für Endometriosepatientinnen hat diese Erkenntnis jedoch zusätzliche Brisanz. Denn schließlich sind die Entzündungen rund um die Gewebeherde das zentrale Problem bei Schmerzen und Beschwerden und diese können nun einerseits von den Fettzellen noch befeuert werden, andererseits belasten die zusätzlichen Entzündungen das ohnehin strapazierte Immunsystem noch mehr.

Übergewicht ist demnach nicht in erster Linie eine ästhetische Frage, sondern allem voran ein drängendes Gesundheitsproblem, was bedauerlicherweise mit gut gemeinten Ideen wie Body Positivity ein wenig in den Hintergrund geraten ist. Falls Sie an Endometriose leiden und zusätzlich ein paar Extrapfunde auf den Rippen haben, klingt das zunächst entmutigend. Denn schließlich haben Sie mit Ihrer Krankheit genug zu kämpfen und dauerhafte Schmerzen machen es ganz sicher nicht leichter, endlich schweißtreibende Workouts im Fitnessstudio zu betreiben. Dennoch sollten Sie sich vor Augen führen, dass hier ein großes Potential für die Steigerung der Lebensqualität liegt. Und zum Glück gibt es heutzutage viele Möglichkeiten, sein Gewicht langsam, schonend, ohne Überanstrengung und auch ohne krampfhaften Verzicht zu reduzieren. Wie das mit Maßnahmen, die glücklicherweise auch auf anderer Ebene noch gegen Ihre Beschwerden wirken, erreicht werden kann, das erfahren Sie später noch ausführlich. Und wenn wir ehrlich sind: Die meisten Frauen würden zu der Möglichkeit, zur Schmerzverringerung noch die schlanke Linie geschenkt zu bekommen, ganz sicher nicht nein sagen.

Immunsystem, Darm, Psyche – was lässt sich schlussendlich festhalten über die Zusammenhänge mit Krankheiten im Allgemeinen und der Endometriose im Besonderen? Ganz offensichtlich lohnt sich der ganzheitliche Blick.

Das Wechselspiel zwischen Schmerzen, Entzündung, Immunsystem, Darm, Ernährung, Stress und vielen weiteren Faktoren zeigt deutlich, dass der Blick auf die Endometrioseherde allein zu kurz greift. Man kann sich zwar auf Pille und OP verlassen, wer aber ernsthaft daran interessiert ist, seinen Alltag und sein Wohlbefinden langfristig zu verbessern, der sollte den Rest seines Körpers nicht außer Acht lassen. Der Mensch, so viel steht fest, ist ein höchst komplexes Wesen – dass an einer Stelle etwas geschieht, was den Rest des Organismus nicht auch beträfe, ist eine sträflich nachlässige Annahme. Und während diese Einsicht sich auch in der Schulmedizin mehr und mehr durchsetzt, so haben andere das schon vor Jahrtausenden begriffen, wie etwa die traditionelle chinesische Medizin eindrucksvoll zeigt. Ein Blick über den Tellerrand lohnt durchaus, also schauen wir uns in den nächsten Kapiteln auch einmal an, wie wir vielleicht von diesen alten Weisheiten profitieren können.

Auf dem Weg der Heilung

Ganzheitliche Perspektiven

Wem mittlerweile der Kopf schwirrt vor medizinischen Begriffen oder wen die Entmutigung überwältigt hat, der kann jetzt aufatmen. Den wenig erfreulichen Teil mit Symptomen, Medikamenten und Risikofaktoren haben wir durch und da Sie nun zur Expertin Ihrer Erkrankung geworden sind, ist es Zeit für Optimismus, Tatkraft und gute Nachrichten. Wissen ist zwar unverzichtbar, noch spannender ist aber natürlich die Frage: Und was kann ich konkret jetzt tun? Das wollen wir nun unter den unterschiedlichsten Gesichtspunkten beleuchten.

DEM LEBEN WIEDER MEHR VITALITÄT GEBEN

Es ist sinnvoll, sich dieser Frage aus einer sehr weitgefassten Perspektive anzunähern, also ganz bewusst aus einer Perspektive, die sich zunächst einmal nicht allzu viel kümmert um Symptome, Medikamente & Co. Denn dass diese wenig erfreulichen Faktoren ohnehin unvermeidbar eine gewisse Rolle in

Ihrem Leben spielen werden, das haben die bisherigen Kapitel Ihnen ja bereits deutlich gemacht. Sich darum zu kümmern, ist fraglos wichtig, aber hier lauert auch eine große Gefahr: Nämlich, dass Sie vor lauter Krankheit, Prognosen, Schmerzen und Arztbesuchen kaum mehr etwas anderes von der Welt wahrnehmen. Dieses Risiko ist typisch für Patienten mit Krankheiten, die sich umfassend, dauerhaft und komplex äußern, und es ist nur natürlich, dass die Erkrankung und alles, was damit zusammenhängt, einen immer größeren Raum einnehmen.

Steuert man hier nicht aktiv gegen, gerät man schnell in einen Kreislauf, der die Sache nur immer noch unerträglicher macht. Ständiger gedanklicher Fokus auf den nächsten Arztbesuch, banges Erwarten einer neuen Laboranalyse und natürlich gesteigerte Aufmerksamkeit gegenüber allen körperlichen Wahrnehmungen führen nachweislich dazu, dass Schmerz bereits früher und auch intensiver wahrgenommen werden kann, und die Reaktion darauf gibt der Wahrnehmung noch zusätzlichen Raum. Patientinnen suchen dann viel Ruhe, legen sich hin, um Erholung zu bekommen, schonen sich und gehen zunehmend vorsichtig mit sich und ihrem Körper um.

Nun ist Achtsamkeit im Umgang mit einem erkrankten Körper natürlich eine gute Sache, es gilt jedoch, aufzupassen, dass positive Selbstfürsorge eben gerade nicht in ängstlich-vermeidendes Rückzugsverhalten kippt. Wer viel liegt und sich viel schont, dessen generelle Aktivität sinkt, der Kreislauf sackt ab, die Motivation, sich zu bewegen, wird weniger und weniger, die Zeit, die Sie gedanklich mit Ihrer Krankheit verbringen, wird immer mehr. Und genau darum geht es: Geben Sie stattdessen Ihrem Leben Vitalität zurück!

Um genau zu verstehen, was damit eigentlich gemeint ist, rücken wir kurz einmal den Begriff der „Vitalität" ins Zentrum, mit dem heutzutage im gesundheitlich-esoterischen Bereich schließlich auch recht großzügig jongliert wird. Dabei ist die Vitalität an sich nicht einfach ein vages Gutgefühl, das sich wahlweise mit Nahrungsergänzungsmitteln, gesunden Smoothies oder einer nicht genauer definierten inneren Balance erreichen lässt, sondern biologisch-medizinisch ein handfester Begriff.

Die Vitalität ist die gesamte psychisch-psychische Leistung des körperlichen Systems eines Menschen.

Und sie bezeichnet damit auch, wie gut ein Organismus – in unserem Fall der menschliche Körper – unter den Bedingungen, die er nun einmal vorfindet, lebt. Übertragen auf den Körper eine Endometriosepatientin heißt das: Welches ist das bestmögliche, das angenehmste, das aktivste und stressfreiste Leben, das Sie sich verschaffen können? Und hier hilft der Blick auf den weiter gefassten Begriff der Vitalität:

Wie können Sie maximale Lebendigkeit, Unbeschwertheit und Freiheit in Ihren Alltag bringen?

1. Schritt: Analyse

Hier ist zunächst einmal gründliche Analyse angebracht. Nehmen Sie sich Zeit, um einmal ehrlich und aus möglichst weiter Perspektive Ihr Leben, wie Sie es seit der Diagnose oder seit dem Auftreten von Symptomen führen, zu analysieren.

Haben Sie sich eingeschränkt?

____

Tun Sie Dinge nicht mehr, die Sie früher getan haben?

____

Bleiben Sie mehr zuhause?

____

Sind Sie weniger aktiv?

____

Gehen Sie seltener unter Leute, haben Ihre Sozialkontakte abgenommen?

____

Je nachdem, seit wann Sie mit Ihrer Erkrankung kämpfen, sind Veränderungen vielleicht auf den ersten Blick nicht deutlich zu erkennen, da sie sich mit der Zeit eingeschlichen haben und Sie gar nicht mehr so genau wissen, wann eigentlich zuletzt alles „normal" war. Gerade deshalb liegt hierin aber auch eine Chance, um sich einen realitätsbezogenen Überblick über die eigene Situation zu schaffen, der oft leicht untergeht im Klein-Klein des Krankheitsalltags.

Überlegen Sie konkret:
Haben Sie früher Sport gemacht, den Sie nicht mehr machen?

Waren Sie Mitglied im Schwimmverein, sind Sie regelmäßig ins Fitnessstudio, sind Sie joggen gegangen?

Tun Sie diese Dinge jetzt seltener oder womöglich gar nicht mehr?

Oder haben Sie sie ersetzt, wagen sich beispielsweise nicht mehr an das anstrengende Cardio-Fitness-Programm heran, sondern bleiben lieber bei Yoga?

Haben Sie früher öfter etwas mit Freunden unternommen, gab es gemeinsame Ausflüge?

Sind Sie öfter ins Café oder etwas trinken gegangen, gab es vielleicht sogar regelmäßige Zusammenkünfte, die Sie nicht mehr besuchen?

Hatten Sie Hobbys in Vereinen, waren Sie vielleicht ehrenamtlich tätig, haben Sie im Orchester gespielt oder sich im Naturschutzbund eingebracht?

Haben Sie häufiger Reisen oder Ausflüge mit Partner und/oder Nachwuchs unternommen?

Haben Sie gerne mal eine Gartenparty veranstaltet oder eine Geburtstagsfeier organisiert?

Ein besonderer Stellenwert kommt hier auch der Frage nach unterschiedlichen Aspekten der Partnerschaftlichkeit zu:

Wie steht es um Ihre Beziehung?

Haben Liebes- und Sexleben unter Ihrer Erkrankung gelitten und wenn ja, in welchen Aspekten des Zusammenseins gab es Abstriche?

Diese Analyse kann zunächst ziemlich deprimierend sein, denn möglicherweise führen Sie sich damit das erste Mal konkret vor Augen, wo Sie überall eingebüßt haben. Aber Kopf hoch, denn das tun Sie nicht ohne Grund: Schließlich ist Erkenntnis der erste Schritt auf dem Weg zu Veränderung und die soll in diesem Fall natürlich Verbesserung sein. Wenn Sie möchten, halten Sie das Ganze schriftlich fest. In der Regel führt das zu gründlicheren Ergebnissen und außerdem helfen Ihnen Ihre Notizen, künftig alles im Blick zu behalten und Verbesserungen strategisch und damit erfolgversprechender anzugehen.

2. Schritt: Reflexion

Nach diesem ersten Schritt, der zunächst nur eine Art Inventur ist, kommt die größere Herausforderung: Die Frage nach dem Warum. Die erscheint Ihnen zunächst vielleicht unverständlich: Warum? Na, wegen der Endometriose. Beim genaueren Hinsehen zeigt sich jedoch, dass die Sache oft gar nicht so klar ist.

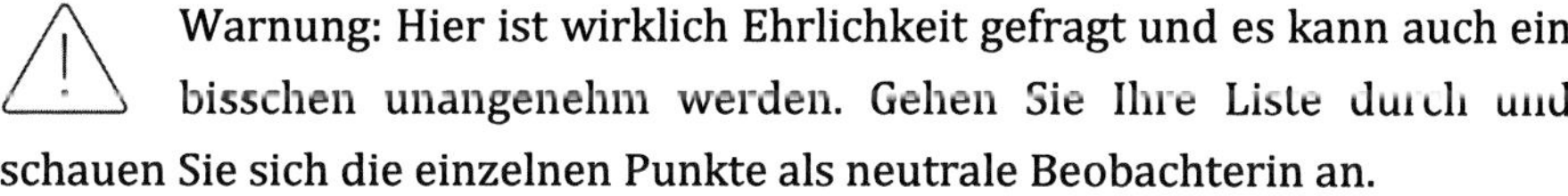

Warnung: Hier ist wirklich Ehrlichkeit gefragt und es kann auch ein bisschen unangenehm werden. Gehen Sie Ihre Liste durch und schauen Sie sich die einzelnen Punkte als neutrale Beobachterin an.

Wieso hat sich dieses und jenes verändert, wann hat es sich verändert und was genau hat dazu geführt, dass Sie eine bestimmte Sache aufgegeben oder vernachlässigt haben? Nehmen wir uns ein paar Beispiele genauer vor. So haben Sie etwa noch bis vor einem Jahr dreimal pro Woche das Fitnessstudio besucht und dort an Fitnesskursen teilgenommen. Mittlerweile nutzen Sie Ihre Mitgliedschaft gar nicht mehr oder setzen sich selten mal auf einen

Hometrainer. Was genau hat Sie zu dieser Veränderung bewogen? Waren es aufkommende Schmerzen, die den Sport unmöglich gemacht haben? Oder waren es vielleicht Schmerzen, die zwar den Sport an sich nicht unmöglich gemacht hätten, aber aus reiner Sorge, Sie könnten Ihrem Körper damit etwas Schlechtes tun, haben Sie vor einer endgültigen Diagnose lieber verzichtet? Hat die ständige Sorge der anfänglichen Unklarheit Ihnen möglicherweise das Zutrauen in Ihren Körper genommen? Oder haben die Schmerzen Sie nicht direkt beim Sport beeinträchtigt, dafür aber in Ihrem gesamten Alltag so sehr, dass es Ihnen schlicht an Kraft und Motivation gefehlt hat? Versuchen Sie dann, einen neuen Blick auf die Situation zu werfen: Hat sich mittlerweile etwas verändert, das sich auch auf das Thema „Sport" auswirken könnte? Erhalten Sie beispielsweise mittlerweile eine Schmerzbehandlung, mit der Sie Ihre Probleme allgemein so weit im Griff haben, dass einer kleinen Workout-Runde eigentlich nichts im Wege steht? Wissen Sie mittlerweile über die Details Ihrer Erkrankung besser Bescheid, sodass Sie eventuelle Schäden durch sportliche Belastung nicht mehr fürchten müssen? Besteht die Möglichkeit, dass Sie sich einfach an das sportliche Nichtstun gewöhnt haben und es Ihnen einfach etwas schwerfällt, zur früheren Disziplin zurückzukehren? Sie sehen, in der vermeintlich einfachen Frage kann so einiges stecken, was genauerer Klärung bedarf, und ja, vielleicht müssen Sie sich auch Dinge eingestehen, die Ihnen nicht so recht gefallen.

Wichtig ist: Sie müssen sich keinen Vorwurf machen. Die Herausforderung einer chronischen Krankheit stellt das Leben auf den Kopf und jeder Mensch muss sich zunächst zu seinem persönlichen Umgang damit durchkämpfen. Da passieren Fehler, da brechen Schwächen durch – kein Grund, sich schlecht zu fühlen, sondern nur eine Möglichkeit, es gezielt besser zu machen. Verlieren Sie hierbei auch die psychische Komponente nicht aus den Augen. Nehmen wir einmal an, Sie hatten früher die Gewohnheit, jeden Freitag das Wochenende mit einem gemeinsamen Mädelsabend einzuläuten. Zusammen kochen, in eine Bar gehen, was eben so auf dem Programm stand, und mittlerweile waren Sie schon länger nicht mehr mit von der Partie. Haben Sie zunächst manchmal ausgesetzt, weil es Ihnen körperlich nicht gutging?

Oder waren Sie öfter mit dabei, obwohl Sie sich nicht gut gefühlt haben, und eigentlich war Ihnen die Unternehmung zu anstrengend? Haben Sie irgendwann die Teilnahme gescheut, weil Sie das Gefühl hatten, den anderen mit Ihrer gedrückten Stimmung den Spaß zu verderben? Durften Sie vielleicht wegen bestimmter Medikamente keinen Alkohol trinken und hatten dann wenig Lust an einem feuchtfröhlichen Abend in Ihrer Lieblingsbar? Oder ist es Ihnen möglicherweise einfach schwergefallen, sich abends aufzuraffen und das Haus zu verlassen, nachdem Sie den Tag größtenteils auf dem Sofa verbracht haben? Loten Sie genau aus, wodurch es zu Veränderungen kam, eventuell stoßen Sie dabei nicht nur auf Negatives: Vielleicht merken Sie, dass Ihnen die Endometriose eigentlich ein recht willkommener Vorwand war, die gemeinsamen Bar-Abende ausfallen zu lassen, weil Sie sich eigentlich längst ein wenig entfremdet haben von Ihren Bekannten und Ihnen die Zusammenkünfte zunehmend eine Last geworden sind. In jedem Falle werden Sie auf Aspekte stoßen, die für Ihr künftiges Leben interessant und wichtig sind.

3. Schritt: Zurückspulen

Im nächsten Schritt wird's dann konkret: Überlegen Sie, welche der verloren gegangenen Dinge Sie eigentlich gerne wieder zurückhätten. Manches ist vielleicht zu Recht abhandengekommen, manches fehlt Ihnen auf den ersten Blick nicht, aber wenn Sie genauer nachdenken, liegt doch Wert darin, manches haben Sie aus Bequemlichkeit nicht ganz ungern aufgegeben, obwohl es Ihnen guttäte, und manches vermissen Sie vielleicht längst schmerzlich. Auch hier ist wieder Aufrichtigkeit gefragt. Eigentlich interessieren ein paar alte Bekannte Sie schon längst nicht mehr und Sie haben nichts von der gemeinsam verbrachten Zeit? Dann ziehen Sie einen Schlussstrich und befreien sich von gelegentlichen Gewissensbissen in der Art von „Eigentlich sollte ich mich mal wieder melden."

Statt Volleyballtraining abends Netflix und Kuscheleinheit auf dem Sofa fanden Sie eigentlich ganz angenehm, aber tief drinnen wissen Sie, dass Ihrem Körper die Anstrengung und Herausforderung immer richtig gutgetan haben? Dann geben Sie sich einen Ruck und setzen Sport wieder auf die To-do-Liste –

auch wenn Ihnen die Vorstellung im Moment noch überhaupt nicht verlockend erscheint. Sie haben jahrelang im Chor gesungen, irgendwann ist die Begeisterung gesunken und dann kam Ihnen der krankheitsbedingte Ausfall irgendwie ganz recht? Fragen Sie sich, ob es vielleicht nur ein vorübergehendes Tief war, das langjährige Hobby aber doch einen ganz grundsätzlichen Wert für Sie hat, und dann setzen Sie die Singstunden mal wieder auf den Plan. So gehen Sie Schritt für Schritt durch Ihr früheres Leben und evaluieren, woran Ihnen eigentlich wirklich etwas liegt. Eine ziemlich bedeutende Aufgabe, denn letztlich picken Sie so das Wichtige heraus und können künftig all Ihre Energie in Dinge stecken, die tatsächlich Wert für Sie haben – und das pusht nur umso mehr!

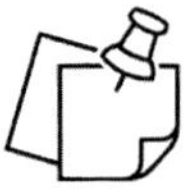

Kleine Anregung: Wenn Sie schon einmal dabei sind, sich Ihr Leben so richtig perfekt einzurichten, dann lassen Sie die Gedanken doch noch ein wenig weiter schweifen. Vielleicht gibt es etwas, das Sie noch nie getan haben, aber eigentlich würden Sie längst gerne? Dann ist jetzt ein guter Zeitpunkt. Wollen Sie öfter mal kleine Städtetrips unternehmen, hätten Sie längst gerne Haustiere oder einen Gemüsegarten, liebäugeln Sie damit, die Querflöte endlich mal in einem Hobbyorchester zum Klingen zu bringen, oder möchten Sie das Tanzbein im Tango-Kurs schwingen? Ab auf die Liste damit und Sie werden sehen: Schon die vorfreudige Aufregung bringt neue Energie.

4. Schritt: Organisation

Dann fehlt nur noch die organisatorische Praxis. Hier hängt natürlich sehr viel davon ab, in welcher Ausprägung Sie die Endometriose erleben und welche Behandlungen Sie erhalten. Denn jetzt geht es darum, sich zu überlegen, was passieren muss, um Ihnen die gewünschten Aktivitäten im Alltag zu ermöglichen. An erster Stelle stehen dabei natürlich Klärungsgespräche mit Ihrem behandelnden Arzt, falls das nötig sein sollte. Je nachdem, wie stark Ihre Beschwerden sind oder mit welchen Medikamenten Sie behandelt werden, müssen Sie auf unterschiedliche Dinge achten. Gerade was sportliche Aktivitäten oder Reisen angeht, ist eine ärztliche Einschätzung unverzichtbar, schließlich möchten Sie keinesfalls Schmerzen verstärken oder weit weg im Ausland böse Überraschungen erleben.

Die gute Nachricht ist aber: Es gibt prinzipiell nicht viel, dem die Endometriose wirklich im Wege steht. Manches müssen Sie vielleicht ein wenig anpassen oder die zeitliche Planung genauer gestalten, aber Endometriose an sich ist kein Hindernis für Sport, Reisen, Genuss, Aktivitäten, Ausflüge und was Ihnen sonst noch so gefällt. Überlegen Sie, um welche Voraussetzungen Sie sich kümmern müssen. Manchmal ist vielleicht zunächst ein klärendes Gespräch angesagt, wenn Sie etwa in einem Verein, Chor oder Ähnlichem (wieder) Mitglied werden möchten. Hier können Sie offen kommunizieren, dass Sie zwar gerne dabei sein möchten, aber möglicherweise krankheitsbedingt immer mal wieder ausfallen werden. So können die anderen Mitglieder sich von Anfang an darauf einstellen und vermutlich wird sich ein guter Weg finden, um die Ausfälle zu keinem Problem werden zu lassen und niemanden damit zu verärgern.

Ein guter Ansatz für jede Art von Aktivität ist auch, sich selbst im Hinblick auf den richtigen Zeitpunkt genau zu beobachten. Möglicherweise haben Sie Phasen im Zyklus, während derer es Ihnen schlechter geht als sonst und dann halten Sie sich die entsprechenden Zeiten eher frei. Oder Sie stellen fest, dass z. B. gerade leichte sportliche Betätigung Ihnen bei Schmerzen hilft, dann kombinieren Sie das. Möglicherweise sind Sie vormittags fitter und beschwerdefreier als abends, dann sollten Sie das in Ihrer Planung berücksichtigen.

Mit sorgfältiger Analyse und anschließender Planung kommen Sie mit guten Vorsätzen aus der „Vitalitätsfalle“ heraus. Als Falle lässt sich nämlich auch genau der Grund bezeichnen, der Ihnen jetzt zugutekommt: Die meisten Aktivitäten – seien es nun regelmäßige oder sporadische, sportliche, soziale, kulturelle oder welche auch immer – haben Sie nicht eingestellt, weil Sie tatsächlich von Ihrer Erkrankung gezwungen wurden. Stattdessen haben sich mangelnde Lebendigkeit und schwindende Aktivität mehr und mehr eingeschlichen in Ihr Leben, ursprünglich hervorgerufen und weiterhin begünstigt durch Unsicherheit, Ängste und Beschwerden, aber Sie werden rasch feststellen, dass das keinesfalls so bleiben muss. Und wenn Sie einmal den Startschuss gesetzt haben für Ihr neues aktives Leben, dann werden Sie spüren, wie der so grundlegende Begriff der Vitalität eine enorme Bedeutung gewinnt. Dann nämlich, wenn anstelle langer, gleichförmiger Tage mit Fokus auf Krankheit und Schmerz ein Leben zur Normalität wird, bei dem Sie morgens aufstehen und wissen, was der Tag Ihnen Abwechslungsreiches, Angenehmes, Unterhaltsames und Wohltuendes bringen wird. Denn selbstverständlich wirkt das nicht nur in eine Richtung, sondern wird umgekehrt zu einer gesteigerten Lebensfreude, zu mehr Genuss, zu schwächerer Wahrnehmung von Symptomen und schließlich zu einer deutlichen Verbesserung der psychischen Komponente Ihrer Gesamtsituation führen – und damit werden die Karten neu gemischt!

DU BIST, WAS DU ISST! ODER: IN EINEM BASISCHEN MILIEU ENTSTEHEN KEINE KRANKHEITEN

Du bist, was du isst! Diesen Spruch haben Sie ganz sicher schon öfter gehört und tatsächlich steckt eine Menge Wahrheit in dieser Volksweisheit. Das, was wir essen, beeinflusst in ganz erheblichem Maße, wie wir uns fühlen, wie es uns geht, wie gesund einzelne Organe sind und in welcher gesundheitlichen Gesamtverfassung unser System Körper ist.

Je nachdem, wie ein Mensch grundsätzlich gesundheitlich aufgestellt ist, ist die Frage nach der Ernährung natürlich unterschiedlich dringend: Ein fitter, junger und nicht vorerkrankter Mann etwa verkraftet schlechte Ernährung deutlich länger, ohne konkrete Probleme zu bekommen, als es bei einem 60-jährigen Bluthochdruckpatienten der Fall ist. Darüber hinaus gibt es Erkrankungen, die in sehr engem Verhältnis zur Ernährung stehen, wohingegen andere kaum direkte Wechselwirkungen aufweisen. Fest steht jedoch, dass bei jeder Art von Erkrankung der Körper davon profitiert, optimal ernährt zu werden, jederzeit alle notwendigen Nährstoffe zur Verfügung stehen zu haben und möglichst wenig mit schädlichen Inhaltsstoffen wie Zucker oder mehrfach gesättigten Fettsäuren belastet zu werden.

Dass bei einer Endometriose die Ernährung eine wichtige Rolle spielen kann, wurde bereits mehrfach erwähnt, dieses Kapitel nimmt nun einen ganz bestimmten, für viele Patientinnen vielversprechenden Ansatz in den Fokus: die basische Ernährung. Der Begriff des Säure-Basen-Haushaltes hat es in den vergangenen Jahren immer öfter in die Schlagzeilen geschafft und zahlreiche Anwender einer Ernährung, die den Ausgleich dieses Haushaltes zum Inhalt hat, berichten begeistert von verschiedenen Gesundheitsvorteilen. Also ab jetzt keine Zitronen mehr? Ganz so einfach funktioniert es nicht, aber tatsächlich ist die basische Ernährung keine Diät im Sinn von strengem Verzicht, sondern lässt sehr viel Vielfalt, Geschmack und Genuss zu und ist sehr leicht in den Alltag zu integrieren. Aber sehen wir uns einmal der Reihe nach an, worum es dabei eigentlich geht.

Die Frage nach Säuren und Basen ist lebenswichtig. Für die präzise Angabe ist der bekannte pH-Wert zuständig, den Sie etwa von hautneutralen Waschlotionen oder Ähnlichem kennen. So sind beispielsweise Haut und Blut äußerst empfindlich, was diesen Wert angeht. Hier werden nur geringste Schwankungen geduldet, ansonsten drohen ernsthafte gesundheitliche Schäden, etwa Verätzungen durch extrem basische Natronlauge oder sehr saure Schwefelsäure. Die pH-Wert-Skala geht von 0 bis 14, wobei 0 maximal sauer und 14 maximal basisch – auch alkalisch genannt – ist. Der Neutralwert der menschlichen Haut liegt zwischen 4,0 und 6,5. Unser Blut hingegen hat es gerne etwas basischer und weist bei gesunden Menschen einen Wert zwischen 7,35 und 7,45 auf. Wenn diese engen Grenzen Sie nun erschrecken, keine Sorge: Unserem Körper stehen eine Vielzahl von ausgeklügelten Mechanismen zur Verfügung, mit denen er die jeweiligen Werte im Normbereich hält, und nur schwerwiegende Erkrankungen können diese außer Kraft setzen. Für die Ernährung relevant ist der pH-Wert des Blutes. Er liegt mit den genannten 7,35 bis 7,45 im leicht basischen Bereich und damit wird schon klar, warum basische Ernährung empfehlenswert ist: Übersäuerung wird nicht gewünscht. Die unterschiedlichen Lebensmittel, die Sie zu sich nehmen, werden auf unterschiedliche Weise verdaut und verstoffwechselt und am Ende zahlreicher komplexer Schritte entstehen Säuren und Basen und abhängig vom Ausgangsprodukt liegt am Ende entweder ein Säure- oder ein Basenüberschuss vor. Überschüssige Säure ist nicht grundsätzlich ein Problem, denn wie bereits erwähnt, weiß der Körper sich dabei hervorragend zu helfen. Gegen kurzfristigen Säureüberschuss helfen Puffer im Blut, sie sind eine Art frei verfügbarer Basen- und Säurenvorrat, die je nach Bedarf auf Knopfdruck zur Neutralisierung eingesetzt werden können. Eine tüchtig saure Mahlzeit also stellt den Körper keineswegs vor Probleme und auch bei längerfristig ungünstigem Säuren-Basen-Verhältnis wird noch lange nicht der Notfall ausgerufen: Niere und Lunge scheiden die Säure einfach aus, am einfachsten über die Atemluft, der Rest über den Urin.

Sie sehen also, der gesunde Organismus ist hier sehr gut in der Lage, sich sein dringend benötigtes Gleichgewicht selbst zu verschaffen, und eine tatsächliche Übersäuerung ist auf diese Weise nicht möglich. Deswegen an dieser Stelle eine kurze Begriffsklärung: Wenn Sie über basische Ernährung lesen, taucht der Begriff der Übersäuerung häufig auf und meint das Ergebnis einer säurelastigen Ernährung. Damit wird er aber nicht korrekt verwendet, denn die Übersäuerung existiert tatsächlich als Krankheitsbild. Der medizinische Fachbegriff dafür ist *Azidose* und diese ist tatsächlich ein akut lebensbedrohlicher Zustand, der jedoch nur durch schwere gesundheitliche Störungen, wie etwa starke Lungen-, Nieren- oder Herz-Kreislauf-Erkrankungen, oder auch durch außer Kontrolle geratenen Diabetes entstehen kann.

Wenn nun aber der Körper so vorbildlich in der Lage ist, den Säureüberschuss mühelos auszugleichen, weshalb sollte man sich dann überhaupt um basische Ernährung bemühen? Ganz so mühelos ist es eben nicht. Neben der tatsächlichen Übersäuerung, der akuten Azidose, spricht man von der *chronisch latenten Azidose (CLA)*, die eine langfristige und sich dauerhaft in die saure Richtung bewegende Verschiebung des Blut-pH-Wertes bezeichnet. Hierbei bleibt der Wert im Normbereich, allerdings eben nicht mehr mühelos, stattdessen hat der Körper ständig alle Hände voll damit zu tun, sich der überschüssigen Säuren zu entledigen. Die Nieren arbeiten auf Hochtouren, die Lunge leistet ihren Beitrag und darüber hinaus spielt auch das Bindegewebe eine Rolle, das Schadstoffe aufnehmen und unschädlich machen kann. Hierdurch entstehen nun die vielfältigen Probleme, die mit der chronisch latenten Übersäuerung in Verbindung gebracht werden. Wissenschaftlich diskutiert wird eine Begünstigung von Erkrankungen wie Migräne, rheumatische Arthritis, Diabetes, Arteriosklerose, verhärtete Muskeln oder Neurodermitis – also auch und gerade Krankheiten, die mit entzündlichen Prozessen in Verbindung stehen, die für Endometriosepatientinnen ja ebenfalls zu den Tatverdächtigen zählen. Viele Verfechter einer basischen Ernährung berichten von typischen Befindlichkeitsstörungen, wie ständige Müdigkeit, Erschöpfung, Antriebslosigkeit, Schwächegefühl, brüchige Nägel, gesteigerte Anfälligkeit für kleine Infekte aller Art oder Muskelkrämpfe, die sich mit der Reduktion von Säure aus der Ernährung gebessert haben, und geben so Grund zur Hoffnung auch im Zusammenhang mit Endometriose.

Neben der kleinteiligen Betrachtung der Zusammenhänge wird auch oft eine grundlegende Überzeugung vertreten: Im basischen Milieu – also dem Idealzustand des körpereigenen Gleichgewichts – entstehen keine Krankheiten, so der Leitsatz, und wenn das auch nicht als Versprechen gewertet werden kann, so gibt es durchaus Hinweise darauf, dass etwas dran ist an der Vermutung, eine basenorientierte Ernährung verschaffe dem Körper die benötigte Balance für optimales Funktionieren. Soweit also die Theorie – und wenn Sie nun überzeugt sind davon, der basischen Ernährung eine Chance zu geben, dann schauen wir uns im Folgenden genauer an, wie diese funktioniert.

Säure-Basen-Haushalt unter der Lupe: Der PRAL-Wert

Mit Rotstift notieren können Sie sich gleich zu Beginn einen Ausdruck: den sogenannten PRAL (Potential Renal Acid Load) -Wert. Der gibt ganz einfach in Zahlenform an, wie viel Säure von der Niere bei der Verdauung ausgeschieden werden muss, damit das empfindliche Gleichgewicht im Blut erhalten bleibt. Liegt der PRAL-Wert im Negativbereich, so entstehen bei der Verstoffwechselung unterm Strich mehr Basen als Säuren, Werte über 0 bedeuten einen Säureüberschuss. Salami etwa weist einen PRAL-Wert von 11,6 auf und liefert damit reichlich Säure, Spinat hingegen ist ein regelrechter Basenstar und sorgt mit einem Wert von -14,0 für ein deutlich basisches Resultat. Und wie sieht es nun mit den Werten unterschiedlicher Lebensmittel aus?

Zunächst einmal ein gängiger Irrtum: Was gemeinhin als sauer bezeichnet wird, weil es sauer schmeckt, ist deswegen noch lange nicht sauer im Sinne des pH-Werts. Der Saft einer Zitrone etwa lässt einen das Gesicht verziehen vor saurem Geschmack, tatsächlich kommt er jedoch mit einem vorbildlichen PRAL-Wert von -2,5 daher. Überblicksartig lässt sich sagen, dass eiweiß- und kohlenhydratreiche Lebensmittel Säurelieferanten sind, wohingegen die meisten Obst- und Gemüsesorten für basische Stoffwechselergebnisse sorgen, letztlich hilft aber nur eine PRAL-Wert-Tabelle wirklich weiter.

Solche Tabellen finden sich zum Glück mittlerweile in ausführlicher Form wie zum Beispiel: *https://www.naehrwertrechner.de/* . Nachfolgend sind auch die gängigsten Lebensmittel mit ihrem jeweiligen PRAL-Wert aufgelistet. Zu Beginn müssen Sie die einzelnen Lebensmittel gewissenhaft nachschlagen, aber keine Sorge, nach kurzer Zeit wissen Sie dann schon recht gut Bescheid, welche Leckereien empfehlenswert sind und welche eher selten auf dem Speiseplan stehen sollten. Apropos selten: Säurearm heißt keinesfalls säurefrei, denn erstens lässt sich Säure ohnehin nicht gänzlich vermeiden und zweitens gibt es auch deutlich saure Lebensmittel, die aber aus ernährungsphysiologischer Sicht absolut empfehlenswert sind, wie etwa herrlich gesundes Vollkornbrot. Warum Sie einige Säurebildner dennoch regelmäßig in Ihren Speiseplan integrieren sollten, erfahren Sie jetzt, denn es gibt *gute* und *schlechte* Säurebildner.

Um ein Nahrungsmittel einzustufen, ist nicht nur das Kriterium der Säurebilanz der Niere relevant, sondern auch andere Eigenschaften des Produktes. So gelten Fast Food und Co. zumeist als schlechte Säurebildner, da sie neben einem erhöhten PRAL-Wert auch noch viel Zucker, wenige Vitamine und noch weniger Ballaststoffe mitbringen. Hinzu kommen ökologische Aspekte. Eigelb hat einen PRAL-Wert von 24. Da aber in Eigelb wichtige Stoffe, wie tierisches Protein (mehr als in Eiweiß), gute Omega-3-Fettsäuren, Kalium, Selen, Eisen, mehrere Vitamine sowie Folsäure, enthalten sind, gilt es als guter Säurebildner, wenn Sie ein Ei aus guter Tierhaltung zu sich nehmen. Allerdings scheiden sich bei der Frage nach den tierischen Produkten die Geister und es gibt auch die Meinung, dass tierische Produkte in der basischen Ernährung keinen Platz haben sollten. Es sei an dieser Stelle natürlich Ihnen überlassen, allerdings sollten Sie in jedem Fall auf stark verarbeitete Produkte verzichten, da hier immer Zusätze enthalten sind, die den Körper zumindest nicht unterstützen oder ihm sogar Schaden zufügen können. Je mehr positive andere Eigenschaften ein Säurebildner mitbringt, desto besser ist er, andersherum gilt für Basenbildner jedoch, dass diese umso schlechter sind, je minderwertiger oder schädlicher deren Inhaltsstoffe sind. Wenn Sie beispielsweise an Gicht erkrankt sind, hilft Ihnen Spinat nicht bei der basischen Ernährung, da dieser einen hohen Anteil an Purin hat, welches wiederum Ihre Gicht – durch die Produktion von Harnsäure – verschlimmern würde. Sieht man jedoch einmal von derartigen Unzulänglichkeiten ab, lassen sich Säurebildner folgendermaßen gliedern:

Eher gute Säurebildner:	**Eher schlechte Säurebildner:**
Vollkornprodukte (Reis, Nudeln, Getreide)	Alkoholische Getränke
Pseudogetreide, wie Amaranth, Buchweizen und Quinoa	Koffein in jeder Form
Hafer und Haferflocken	Schmelzflocken
Nüsse und Samen	Zucker + zuckerhaltige Produkte und Getränke (auch gesüßter Saft)
Hülsenfrüchte	Fertigprodukte
	Weißmehlprodukte
	Polierter Reis
	Fast Food

Wichtig ist hier: Sie sollten auf sauer verstoffwechselte Lebensmittel keinesfalls komplett verzichten, denn sowohl Kohlenhydrate als auch Proteine sind unersetzliche Bestandteile einer gesunden Ernährung. Setzen Sie stattdessen ein wenig detektivischen Spürsinn ein und suchen Sie sich mittels PRAL-Tabelle aus jedem Bereich die weniger sauren Varianten heraus, die Ihnen schmecken, und lassen Sie diese künftig öfter mal auf den Teller kommen.

PRAL-Wert-Tabelle

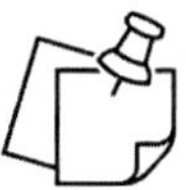

Der PRAL-Wert eines Nahrungsmittels ist ein Indikator dafür, wie viel Säure beim Verdauungsvorgang im Körper entsteht oder neutralisiert wird. Der PRAL-Wert wird in Milliäquivalent je 100 g Lebensmittel angegeben (mEq/100 g).

Sie können die nachfolgende Tabelle nicht nur nutzen, um nachzusehen, welche Nahrungsmittel für eine *rein* basische Ernährung, das Basenfasten, geeignet sind, sondern Sie können sie auch im Rahmen einer basischen Ernährung verwenden, bei der lediglich die Bilanz einer Mahlzeit basisch sein sollte, einzelne saure Lebensmittel aber erlaubt sind. So kann man z. B. die saure Wirkung von 100 g Lachs (PRAL-Wert 10) mit 200 g Kartoffeln (PRAL-Wert -6) mehr als ausgleichen.

Gemüse	Obst & Beeren	Nüsse, Samen & Öle
Artischocke **-3**	Ananas **-4**	Cashewkerne **4**
Aubergine **-3**	Apfel **-2**	Erdnuss **7**
Blumenkohl **-4**	Aprikosen, getr. **-30**	Haselnuss **-2**
Brokkoli **-4**	Aprikosen **-5**	Kokosfett **0**
Champignons **-2**	Avocado **-9**	Kürbiskerne **14**
Chicorée **-3**	Bananen **-8**	Leinsamen **14**
Eisbergsalat **-3**	Birnen **-2**	Leinöl **0**
Erbsen **0**	Brombeeren **-4**	Mandeln **4**
Feldsalat **-7**	Cranberrys, getr. **-9**	Margarine **0**
Fenchel **-10**	Datteln, getr. **-12**	Olivenöl **0**
Grünkohl **-8**	Erdbeeren **-3**	Pinienkerne **12**
Gurke **-2**	Feigen **-4**	Pistazien **0**
Kartoffel **-6**	Feigen, getr. **-18**	Rapsöl **0**
Knoblauch **-3**	Granatapfel **-5**	Sonnenblumenöl **0**
Kohlrabi **-7**	Grapefruit **-3**	Walnuss **6**
Kürbis **-5**	Himbeeren **-3**	
Lauch **-4**	Honigmelone **-5**	**Hülsenfrüchte & Getreide**
Lauchzwiebel **-6**	Johannisbeere **-5**	Amaranth **8**
Möhre **-5**	Kirschen **-4**	Baguette **4**
Oliven **-1**	Kiwi **-6**	Bohnen **-4**
Pak Choi **-3**	Kokosnuss **-3**	Buchweizen **2**
Paprika **-8**	Limette **-2**	Bulgur **3**
Pfifferling **-7**	Mandarine **-3**	Croissant **4**
Portulak **-12**	Mango **-3**	Dinkel **8**

Radicchio **-4**
Radieschen **-5**
Rosenkohl **-5**
Rote Bete **-5**
Rucola **-8**
Sauerkraut **-5**
Schwarzwurzel **-6**
Sellerie **-6**
Shiitake **-1**
Spargel, gegart **-2**
Spinat **-12**
Steinpilz **-3**
Süßkartoffel **-6**
Tomaten **-4**
Weißkohl **-4**
Zucchini **-4**
Zwiebel **-2**

Kräuter & Essig

Apfelessig **-2**
Balsamicoessig **-1**
Basilikum **-7**
Brunnenkresse **-6**
Dill **-12**
Estragon **-10**
Kerbel **-16**
Majoran **-8**
Oregano **-10**
Petersilie **-15**
Pfefferminze **-4**
Rosmarin **-6**
Salbei **-8**
Schnittlauch **-7**
Thymian **-6**

Fleisch & Fisch

Bockwurst **7**
Brathähnchen **9**
Fleischwurst **7**
Forelle **10**
Frankfurter **7**
Garnele **18**
Hackfleisch, gemischt **11**
Heilbutt **9**

Nektarine **-3**
Orange **-3**
Papaya **-5**
Passionsfrucht **-3**
Pfirsich **-3**
Pflaume, getr. **-20**
Pflaume **-4**
Preiselbeere **-1**
Rosinen **-21**
Wassermelone **-2**
Weintraube **-3**
Zitrone **-2**

Milchprodukte & Ei

Brie **10**
Butterkäse **13**
Buttermilch **0**
Camembert **12**
Cheddar **26**
Edamer **19**
Ei **10**
Eigelb **24**
Eiweiß **2**
Emmentaler **22**
Frischkäse **1**
Gorgonzola **9**
Gouda **19**
Hüttenkäse **8**
Joghurt **0**
Kefir **0**
Milch (1,5 %) **1**
Milch (3,5 %) **1**
Molke **-2**
Mozzarella **12**
Parmesan **25**
Quark **9**
Ricotta **9**
Sahne **0**
Saure Sahne **0**
Schafskäse **13**
Schmand **0**
Schmelzkäse **23**
Tilsiter **19**

Erbsen **1**
Fladenbrot **4**
Gerste **6**
Haferflocken **9**
Hirse **2**
Kichererbsen **2**
Kidneybohnen **-2**
Knäckebrot **6**
Laugengebäck **17**
Linsen **4**
Mais **3**
Nudeln **7**
Pumpernickel **3**
Quinoa **2**
Reis, geschält **4**
Reis, ungeschält **13**
Roggenbrot **3**
Roggenmehl **4**
Rosinenbrot **0**
Salzgebäck **5**
Sojabohnen **-9**
Sojamilch **-1**
Tempeh **5**
Toastbrot **5**
Tofu **3**
Weizenmehl **5**
Weizenvollkornmehl **8**
Weißbrot **4**
Zwieback **5**

Getränke ohne Alkohol

Apfelsaft **-2**
Cola **2**
Früchtetee **0**
Gemüsesaft **-4**
Kaffee **-1**
Kakao **0**
Kokosnussmilch **-6**
Kräutertee **0**
Mineralwasser **-1**
Orangensaft **-3**
Tee **-1**
Tomatensaft **-3**
Traubensaft **-3**

Hering **9**	**Süßwaren**	Zitronensaft **-2**
Hühnerfleisch **9**	Apfelkuchen **2**	
Jakobsmuscheln **2**	Berliner **5**	**Getränke mit**
Kabeljau **8**	Fruchteis **0**	**Alkohol**
Kasseler **6**	Honig **0**	Bier, dunkel **0**
Krabben **9**	Honigkuchen **4**	Bier, hell **0**
Krakauer **7**	Kekse **5**	Cognac **0**
Lachs **10**	Käsekuchen **6**	Eierlikör **3**
Landjäger **7**	Lakritz **0**	Hefeweizen **0**
Leber **15**	Marmelade **-2**	Sekt **-1**
Leberkäse **8**	Marzipan **0**	Wein **-2**
Leberwurst **11**	Muffins **2**	Weinbrand **0**
Lyoner **5**	Nuss-Nougat-Creme **-1**	
Makrele **9**	Schokolade,	
Matjeshering **8**	Vollmilch **2**	
Miesmuscheln **15**	Schokolade, Weiß **0**	
Pute **12**	Schokolade,	
Rindfleisch **8**	Zartbitter **0**	
Rotbarsch **9**	Speiseeis **1**	
Salami **12**	Stollen **0**	
Sardelle **8**	Traubenzucker **0**	
Sardinen in Öl **14**	Weingummi **15**	
Schinken **8**	Zucker, braun **-1**	
Schinkenspeck **9**	Zucker, weiß **0**	
Scholle **8**		
Schweinefleisch **8**		
Thunfisch **10**		

Nun sind Sie schon umfassend informiert darüber, worum es bei Säuren, Basen & Co. geht, aber die wichtigste Frage steht noch aus: Und wie ernährt man sich im Alltag basischer? Das ist recht schnell auf den Punkt gebracht, denn die Idee ist, dass in Ihrer Ernährung insgesamt ein deutlicher Basenüberschuss vorliegt, empfohlen wird meist die sogenannte **80/20-Regel** – 80 % dessen, was Sie zu sich nehmen, sollte im basischen verstoffwechselten Bereich liegen, 20 % im sauren.

Sie dürfen also ruhig auch saure Lebensmittel essen – das sollen Sie sogar! –, der Schlüssel liegt im Gleichgewicht. Die PRAL-Wert-Tabelle hilft Ihnen hierbei ganz konkret weiter, so können Sie etwa feststellen, dass sich ein eher saures Stück Lamm ganz gut „neutralisieren lässt", wenn etwa auch ein knackiger Tomaten-Gurken-Salat auf den Tisch kommt. Diese Methode allerdings erfordert viel akribische Detailarbeit, deutlich leichter machen Sie es sich mit eigens für basische Ernährung konzipierten Rezepten.

Die finden Sie längst zuhauf, sowohl online als auch in Säure-Basen-Kochbüchern, und der große Vorteil dabei ist, dass Sie keine mühsame Rechnung aufmachen müssen, um jeden Bestandteil eines Gerichts im korrekten Verhältnis in die Waagschale zu werfen. Auf diese Weise herauszufinden, ob Sie beispielsweise mit einem Zucchini-Tomaten-Gnocchi-Eintopf samt Pestosauce und Käsehaube am Ende auf der sauren oder auf der basischen Seite herauskommen, ist ein ziemlicher Aufwand und verdirbt Ihnen vermutlich recht schnell den Spaß an der neuen Ernährung, also machen Sie es sich mit bestehenden Rezepten leichter – und Sie werden sehen, da stoßen Sie auf eine schier unendliche Auswahl an Köstlichkeiten aus aller Welt, für jeden Geschmack und auch für jeden Geldbeutel.

Das Basenfasten

Wenn Sie es so richtig ernst meinen mit dem Kampf gegen die Säure, dann haben Sie vielleicht Lust auf eine kleine Basenkur. Die eignet sich bestens als Einstieg in die langfristig umgestellte Ernährung, kann aber auch zwischendurch immer mal wieder eingeschoben werden, falls Ihnen danach ist. Hier wird die Gestaltung des Speiseplans nun deutlich einfacher, dafür verlangt die strenge Kur ein erhebliches Mehr an Verzicht. Denn für den gewählten Zeitraum kommt dann tatsächlich nur auf den Tisch, was mit basischer Stoffwechselbilanz punktet – also alles in der Tabelle, das mit einem Minus vor der Zahl daherkommt. Da fällt dann eine Menge weg, gerade auch vieles aus dem hochkalorischen Bereich, weswegen eine solche Phase nicht selten mit Gewichtsverlust einhergeht – je nach Ihrer Situation und Ihren Wünschen schlagen Sie also möglicherweise zwei Fliegen mit einer Klappe.

> ⚠ Wichtig ist aber, festzuhalten, dass diese strenge Variante keineswegs als dauerhafte Ernährungsform gedacht ist. Kohlenhydrate und Eiweiß kommen hier nicht auf den Teller, was auf Dauer nicht nur ungesund, sondern ernsthaft gesundheitsschädlich ist. Ohnehin gilt auch hier, dass Sie eine solche Maßnahme, wie auch die generelle Ernährungsumstellung,

eventuell mit Ihrem behandelnden Arzt besprechen sollten, gerade, wenn Sie wegen Ihrer Endometriose unter Medikation stehen.
Anmerkung: Eine Schwangerschaft, eine Essstörung oder Herzkreislauferkrankungen sind Voraussetzungen, unter denen eine Fastenkur, auch die basische, nicht stattfinden sollte. Sofern Sie wegen anderer gesundheitlicher Belange Bedenken haben, sprechen Sie auch hier Ihren Arzt an.

Wie lange? Das können Sie selbst entscheiden. Eine solche Einstiegskur kann eine einzige Woche aufrechterhalten werden, manche Menschen halten sich bis zu acht Wochen nur an Basisches, empfohlen wird zum Einstieg, mit einer Woche zu starten. Achten Sie hierbei jedoch stets auf Ihr persönliches Empfinden und gehen Sie situationsgerecht vor. Wenn Sie etwa Sportler sind und gerade Wettkämpfe anstehen, könnte der Verzicht auf Pasta, Brot & Co. Sie ziemlich entkräften.

No-Gos beim Basenfasten

✗ Alle tierischen Produkte, mit der Ausnahme von Molke, da diese ausreichend basenbildend ist. Mit der Molke können Sie auch die fehlenden tierischen Proteine ausgleichen. Wer diese nicht pur trinken mag, kann sie mit reifem Obst zu einem schmackhaften Smoothie vermischen.

✗ Hülsenfrüchte und säurebildende Nüsse. Erlaubt sind grüne Bohnen, Haselnüsse, Esskastanien und Sojaprodukte wie Sojasprossen, Seidentofu oder Sojadrink (ungesüßt und ohne Zusätze).

✗ Getreide, Vollkorn- und Weißmehlprodukte, auch, wenn diese als gute Säurebildner gelten, müssen diese Produkte beim Basenfasten unangetastet bleiben. Sollten Sie nicht auf ein Müsli beim Frühstück verzichten können, bietet Quinoa Ihnen eine solide Grundlage für zahlreiche gesunde und basische Kombinationen.

✗ Ungeschälter Reis, stark säurebildend.

✗ Margarine, es sei denn, es handelt sich um vegane Margarine, diese ist neutral oder basenbildend.

✗ Getränke mit Zucker oder Koffein und Softdrinks.

✗ Kaffee und Schwarztee, da diese säurebildend sind, wohingegen ungesüßte Kräutertees, Grüner/Weißer Tee und auch Früchtetees Ihre Basenkur unterstützen und durch Wärme und vorteilhafte Inhaltsstoffe wunderbare Energielieferanten sind.

✗ Alkohol, er beeinträchtigt Leber und Nieren und entwässert Ihren Körper, wodurch Säuren leichter abgelagert werden können.

✗ Fertigprodukte, Salzwaren, Süßwaren und andere zuckerhaltige Produkte, diese behindern Ihren Körper beim Säureabbau und schwächen sowohl Ihr Immunsystem als auch Ihren Verdauungstrakt, weiterhin sind einige dieser verbotenen Leckereien starke Säurebildner.

Übrigens: Auch die Aspekte, die nicht zur Ernährung gehören, aber trotzdem Säuren bilden, sollten Sie beim Basenfasten beachten und so gut wie möglich umschiffen. Gehen Sie das Basenfasten aber locker an! Freuen Sie sich auf dieses Erlebnis. Vermeiden Sie Stress, Bewegungs- und Schlafmangel, Wut, Ärger und Angst. Wenn Sie es schaffen, alle Säurebildner für eine oder mehrere Wochen zu verbannen, entlasten Sie Ihren Stoffwechsel und er beginnt, die eingelagerten Säuren und andere Abfallstoffe auszuscheiden. Das Basenfasten ist dabei im Grundprinzip ziemlich einfach: Sie essen eine Woche lang nur Obst, Gemüse & Pilze. Dadurch fühlen Sie sich langfristig fit und leistungsfähiger.

Der Kern des Basenfastens besteht darin, dass Sie Ihren Körper durch Entlastung entsäuern. Das Basenfasten enthält dazu kaum Allergene und ist deshalb auch gut als eine Kur für Allergiker geeignet.

Die Phasen des Basenfastens

Das Basenfasten lässt sich in drei Phasen aufteilen: die Vorbereitung, die Basenfastenwoche und die Nachbereitung.

In der **Vorbereitungswoche** kaufen Sie alles ein, was Sie brauchen, und Sie probieren vielleicht schon einmal ein paar Rezepte aus. Sie können auch schon das eine oder andere Basenbad genießen (siehe Tipp Nr. 7) und damit die Entsäuerung vorantreiben. Diese Vorbereitungszeit kann eine ganze Woche dauern, es reichen aber auch ein paar Tage – so, wie Sie es am besten in Ihren Alltag integrieren können und wie Sie sich gut vorbereitet fühlen.

So können Sie entspannt in die **Basenfastenwoche** starten. Sie leben jetzt zu 100 Prozent basisch, essen und trinken nichts, was Säuren bildet, und

Sie vermeiden jeglichen Stress. Zum Frühstück essen Sie am besten gedünstetes oder auch rohes Obst, je nachdem, wie Sie es besser vertragen. Mittags gibt es einen großen Salat oder ein warmes Gemüsegericht: Denken Sie dabei am besten auch an Keimlinge und hochwertiges kaltgepresstes Pflanzenöl, die machen Ihre Gerichte besonders nährstoffreich. Nach 14 Uhr essen Sie kein rohes Obst und Gemüse mehr und trinken auch keine Säfte.

Zum Abendessen sollten Sie etwas leicht Verdauliches kochen, wie eine Gemüsecremesuppe oder auch gedünstetes Gemüse. Diese letzte Mahlzeit sollten Sie gegen 18 Uhr einnehmen. Auf Zwischenmahlzeiten sollten Sie verzichten. Wenn Sie Hunger verspüren, versuchen Sie erst einmal, etwas Wasser oder verdünnten Tee zu trinken. Wenn das gar nicht hilft, können Sie vormittags ein Stück Obst essen und nachmittags zum Beispiel Oliven oder Haselnüsse

Nach der Fastenkur sollten Sie weiterhin viele basische Nahrungsmittel zu sich nehmen, damit Ihr Säure-Basen-Haushalt nicht gleich wieder aus dem Gleichgewicht gerät. Integrieren Sie am besten immer basische Lebensmittel in Ihre Ernährung: zum Frühstück etwas Obst, mittags einen Salat und abends ein Gericht mit gedünstetem Gemüse. Es tut Ihrem Körper auch schon sehr gut, wenn Sie zwischendurch immer mal wieder einen Basentag einlegen. Es gibt nichts, was Sie nicht essen dürfen, aber bei sehr säurebildenden Nahrungsmitteln sollten Sie aufpassen und diese einschränken, wie zum Beispiel Käse, Fleisch und Fast Food.

Durch das Fasten haben Sie ein Gefühl dafür bekommen, was Ihrem Körper guttut. Wenn Sie darauf hören, wird Ihr Körper vital bleiben. Neben der Ernährung sind auch die anderen Aspekte der Basenfastenwoche wichtig für die Zeit danach: Feste Mahlzeiten, Bewegung, Entspannung, Stressvermeidung und viel trinken tun Ihnen auch weiterhin gut und unterstützen eine gesunde und ausgewogene Lebensweise.

Neben der Ernährung können Sie Ihren Körper im Kampf gegen die Säuren übrigens auch noch anderweitig unterstützen. So sind etwa Yoga mit Fokus auf Atmung oder ganz einfach Sport eine effiziente Methode, um das Entsorgen von überschüssiger Säure anzukurbeln. Wie Sie sich vielleicht erinnern, ist das Abatmen über die Lunge Mittel Nr. 1, um die unerwünschten

Abbauprodukte loszuwerden, und mit körperlicher Betätigung können Sie diesen Prozess ganz einfach intensivieren. Wenn Sie sich gerne mal ein entspanntes Bad gönnen, schütten Sie das nächste Mal doch ein wenig Zusatz ins Wasser. Fertige Präparate für Basenbäder geben den Extra-Kick gegen Säure und sorgen dazu für ein wohltuendes Wellness-Erlebnis. Auch Basentees oder Basenpulver können einen Beitrag leisten, allerdings ist das eher Geschmackssache, denn mit einer ausgewogen basischen Ernährung sind Sie ausreichend gerüstet – allerdings sollten Sie an Tee oder Wasser ohnehin nicht sparen, denn ausreichend Flüssigkeit hilft dem Körper dabei, alle Abbau- und Ausscheidungsprozesse optimal ablaufen zu lassen, und schmiert somit gewissermaßen den ständig arbeitenden Entsäurerungsmotor.

Mit diesen Infos sind Sie nun gründlich ausgestattet, um der Sache mit der Säure mal eine Chance einzuräumen. Denn ohnehin kann eine Ernährungsumstellung – abhängig von Ihren bisherigen Gewohnheiten – ein echter Gamechanger für Ihre ganzheitliche Gesundheit sein und sich über vielfältige Mechanismen auch positiv auf die Endometriose auswirken. Gerade, wenn Sie bislang eher gedankenlos gegessen haben, wenig Wert auf ausgewogene Nahrung gelegt haben oder gar zur Fastfood- und Naschkatzenfraktion zählen, dann kann schon das Bewusstmachen und sorgfältige Auswählen große Veränderungen in der Ernährung bewirken und ein erhebliches Gesundheitsplus bedeuten. Dazu berichten zahlreiche Menschen nach gründlicher Entsäuerung begeistert von der deutlichen Verbesserung unterschiedlichster Beschwerden und so können Sie darauf hoffen, über eine Vielzahl von Mechanismen so letztlich auch mit Ihrer Endometriose leichter und unbeschwerter durch den Alltag zu kommen.

PFLANZLICHE ERNÄHRUNG: NAHRUNG SOLL HEILUNG SEIN

Bleiben wir noch ein bisschen beim Thema Ernährung. Sie sind, was Sie essen – aber das ist noch nicht alles. Schon länger setzt sich die Erkenntnis durch, dass Nahrung noch viel mehr sein kann, nämlich nahezu Medizin. Es war niemand Geringeres als Hippokrates, der Arzt der griechischen Antike, der sagte: „Eure Nahrungsmittel sollen eure Heilmittel sein und eure Heilmittel sollen eure Nahrung sein." Was weise klingt, ist es auch, und zugleich ist es sehr einfach, denn letztlich hält er damit nichts anderes als ein Plädoyer für gesunde Ernährung. Gute, wertvolle Nahrung wirkt gleichsam als Medizin, da sie dem Körper alles zur Verfügung stellt, was er benötigt, um sich selbst gesund zu erhalten, und ihn gleichzeitig mit nichts belastet, was er nicht benötigt und nur mühsam wieder abbauen und ausscheiden muss. Die Annahme des Hippokrates war nichts weniger, als dass gute Ernährung die meiste Medizin überflüssig machen werde, und in den Jahrhunderten seit seiner Wirkungszeit hat die medizinische Forschung das nur immer weiter bestätigen können: „An apple a day keeps the doctor away." – ein Apfel am Tag hält den Arzt zwar vielleicht nicht ganz fern, aber je gesünder die Ernährung, desto seltener muss der Mediziner konsultiert werden. Einen ganz ähnlichen Ansatz verfolgt übrigens eine andere alte Gesundheitslehre vom anderen Ende der Welt, nämlich die indische Heiltradition Ayurveda. Auch hier wird die Ernährung gleichsam als Heilmittel betrachtet, durch die der Körper in ein gesundes Gleichgewicht kommt.

Aber wie soll sie nun aussehen, diese Ernährung, die gleichzeitig heilt? Gerade in der letzten Zeit rückt hier eine Variante immer mehr in den Fokus, und zwar die Idee der pflanzlichen Ernährung. Die Zahl der vegan lebenden Menschen ist in Deutschland während der vergangenen Jahre immer weiter angestiegen und Stand 2022 bezeichnen sich 1,58 Millionen Deutsche als Veganer. Für viele liegt die Hauptmotivation in ethischen Fragen oder dem Klimaschutz, aber oft spielt auch die gesundheitliche Frage eine Rolle. Erwähnt werden sollte an dieser Stelle übrigens, dass der Veganismus zwar als sehr modernes Phänomen unserer Zeit erscheint, tatsächlich aber uralte Wurzeln in hinduistischen und buddhistischen Traditionen hat, in denen die Vermeidung von Tierleid von je her eine große Rolle spielte. Wer sich heute vegan ernährt, der muss aber längst nicht mehr nur auf überlieferte Berichte zurückgreifen, sondern kann sich dank handfester Wissenschaft sein eigenes Urteil über die Vorzüge dieser Lebensweise bilden, und so können Sie auch die für sich wohl entscheidende Frage ganz klar stellen: Ist pflanzliche Ernährung denn nun wirklich so gesund? Dem wollen wir nun im Folgenden einmal auf den Grund gehen.

Zunächst einmal Entwarnung für alle, denen das Schreckgespenst des oft zitierten Nährstoffmangels vorschwebt: Mit richtiger Lebensmittelzusammensetzung sowie der korrekten Supplementierung einzelner kritischer Stoffe spricht ernährungswissenschaftlich nichts gegen eine vegane Lebensweise. Ganz im Gegenteil stellen Studien fest, dass Veganer seltener unter sogenannten Zivilisationskrankheiten, wie etwa Typ-2-Diabetes, Herzkrankheiten oder auch Krebs, leiden. Inwiefern die pflanzliche Ernährung dabei ausschlaggebend ist oder wie stark möglicherweise häufig beobachtete „Begleiterscheinungen", wie etwa körperliche Aktivität oder der Verzicht auf Rauchen, ins Gewicht fallen, lässt sich nicht abschließend feststellen, eine Spurensuche in den Details der verzehrten Lebensmittel gibt jedoch Hinweise.

Was als positiver Faktor als Erstes ins Auge springt, ist ganz klar die große Vielfalt an Obst und Gemüse. Wenn Fleisch, Milchprodukte, Eier & Co. wegfallen, rücken die Früchte der Natur ganz automatisch ins Zentrum der Aufmerksamkeit und so glänzt Veganismus tatsächlich mit einer beeindruckenden Fülle an Gemüse, Früchten, Getreide und Hülsenfrüchten aller Art. Und dass diese allerhand an gesundheitlich äußerst wünschenswerten Inhaltsstoffen mitbringen, ist mittlerweile längst eine Binsenweisheit. Ob unterschiedliche Vitamine, Spurenelemente, Nährstoffe oder Ballaststoffe – Obst und Gemüse liefern reichlich unverzichtbares Material für unseren Organismus. Wer sich also rein pflanzlich ernährt, bekommt davon ganz von selbst jede Menge ab. Ebenso positiv ist auch das, was Obst und insbesondere Gemüse eben nicht liefern: Nämlich ein Übermaß an Kalorien. Die Energiedichte in Tomaten, Gurken, Zucchini & Co. ist sehr gering, in Äpfeln, Ananas und weiterem Obst zwar durch den Fruchtzuckergehalt ein wenig höher, genauso wie etwa in kohlenhydratreichen Kartoffeln, aber die Kalorienbilanz bleibt auch hier um Lichtjahre hinter Schnitzel, Käse und vielen weiteren tierischen Lebensmitteln zurück. Der Löwenanteil an Obst und Gemüse in der Ernährung ist also für sich genommen schon ein riesiger Pluspunkt, aber wie sieht es eigentlich aus mit den Dingen, auf die verzichtet wird?

Für Endometriose-Betroffene ist hier vor allem ein Punkt interessant: Fleisch. Denn wenn es um Fleisch geht, spielt ein Aspekt eine große Rolle, und zwar Entzündungen. Insbesondere hochverarbeitete Wurstwaren, wie Salami, Aufschnitt oder geräucherte Fleischwaren, weisen zwei Inhaltsstoffe auf, die als wahre Entzündungsbeschleuniger gelten: Omega-6-Fettsäuren sowie das fast immer zugefügte Nitritpökelsalz. Ebenfalls in der Kritik steht Schweinefleisch, denn hier findet sich die sogenannte Arachidonsäure, die ebenfalls mit entzündlichen Prozessen in Verbindung gebracht wird. Aus diesen Gründen wird auch vollkommen gesunden Menschen dringend empfohlen, den Verzehr solcher Lebensmittel in engen Grenzen zu halten oder – noch besser – einfach ganz sein zu lassen. Für Endometriosepatientinnen gilt das natürlich noch einmal in ganz besonderem Maße, denn welche Rolle Entzündungen bei Ihrer Krankheit spielen, darüber wissen Sie mittlerweile schließlich ganz genau Bescheid. Eine Ernährungsform, bei der Fleischprodukte ganz vom Teller verbannt werden, bietet sich also geradezu an und wenn diese Idee Ihnen eigentlich recht verlockend vorkommt, dann schauen wir uns als Nächstes einmal genauer an, wie das in Ihrem Leben ganz konkret aussehen könnte. Denn keine Sorge: Mit striktem Verzicht, Hunger oder Langeweile bei Tisch muss das nichts zu tun haben und Sie müssen auch kein Vollzeit-Veganer werden.

Nehmen wir einmal an, die Vorzüge pflanzlicher Speisen für Ihre Gesundheitssituation haben Sie überzeugt und jetzt fragen Sie sich, wie Sie das Ganze am besten angehen. Zunächst spielen hier Ihre bisherigen Gewohnheiten eine entscheidende Rolle: Wie viel Fleisch essen Sie derzeit, wie viel Käse, Eier & Co. landen bei Ihnen auf dem Teller? Ist Fleisch für Sie das Leckerste vom Leckeren oder essen Sie ohnehin häufig bereits vegetarisch? Worauf könnten Sie sich gut vorstellen, zu verzichten, woran hängt Ihr Herz ganz besonders? Nach einer Bestandsaufnahme der bisherigen Vorlieben können Sie sich daran machen, eine Strategie zu überlegen, und hier dürfen Sie so frei und entspannt vorgehen, wie Sie möchten. Grundsätzlich haben Sie zwei Optionen: Entweder Sie wollen es so richtig ernst nehmen mit der Vegan-Idee und sich hundertprozentig pflanzlich ernähren. Das macht Sinn, wenn Sie etwa auch aus moralischen Gründen schon länger mit der Idee liebäugeln und bei Ihrer Entscheidung die Frage nach Tierwohl und Umweltschutz ebenfalls ins Gewicht fällt. Es bietet sich auch an, wenn Sie gerne möglichst klar feststellen wollen, ob vegane Ernährung in Bezug auf Ihre Endometriose Linderung verschaffen kann, denn je strikter, desto deutlicher die Ergebnisse. Die andere Option besteht in einer Art Teilzeit-Veganismus: Legen Sie etwa bestimmte Zeiten oder Mahlzeiten fest, die ausschließlich pflanzlich gehalten werden, oder gestatten Sie sich Ausnahmen. Diese Variante bietet sich an, wenn Sie die pflanzliche Ernährung rein aus gesundheitlichen Gründen in Erwägung ziehen. Denn dann kann bereits eine deutliche Reduktion von tierischen Anteilen an ihrer Nahrung einen sehr großen Unterschied machen und je nachdem, was Sie bisher gegessen haben, ist der Effekt möglicherweise enorm. Sind Sie bislang glühender Steakfan und eine Mahlzeit ohne Fleisch erscheint Ihnen kaum als Mahlzeit, dann sind bereits ein paar Vegan-Tage pro Woche ein riesiger Schritt und können einen beachtlichen Beitrag leisten. Ein weiterer Vorteil der Teilzeit-Variante liegt außerdem ganz klar auf der Hand: Die Chancen, es wirklich durchzuziehen, sind deutlich höher.

Und wenn wir schon beim Thema „durchhalten“ sind, widmen wir uns als Nächstes der konkreten Umsetzung. Nachdem Sie für sich beschlossen haben, in welcher Form Sie das Ganze angehen möchten, sollten Sie sich noch überlegen, was Ihrem Charakter bezüglich der Herangehensweise besser liegt: Methode „Sprung ins kalte Wasser“ oder doch lieber „schleichender Entzug“? Während die einen sich leichter Schritt für Schritt von Gewohnheiten verabschieden, fällt anderen der radikale Schnitt leichter, je nachdem, welcher Typ Sie sind, überlegen Sie sich also eine Strategie. Ersetzen Sie einzelne Mahlzeiten, legen Sie vegane Tage ein, arbeiten Sie mit Cheat-Days oder längeren Perioden, falls Ihnen das Ausschleichen eher liegt, und wenn Sie die radikale Methode bevorzugen, setzen Sie sich eine Deadline.

Dann geht's ans Eingemachte. Wer sich bislang noch keine großen Gedanken darüber gemacht hat, was er essen darf und was nicht, der weiß oft auch gar nicht so genau, was er eigentlich den ganzen Tag über so isst. Bei Bratwurst und Omelett ist die Sache noch einfach, die würde kein Vegan-Einsteiger sich versehentlich auf den Teller legen, aber jenseits der offensichtlichen Fälle müssen Sie schnell ein bisschen genauer hingucken. Problemfeld Nr. 1 sind Fertiggerichte oder einzelne vorgefertigte Bestandteile, wie etwa Saucen oder Dips. Nicht jeder denkt automatisch daran, zu prüfen, ob in den Waffeln Eier und Milch enthalten sind, und noch kniffliger wird es bei Produkten, in denen man Tierisches so gar nicht erwarten würde. Milchpulver, Molkeextrakt, Eiweißpulver, Gelatine und vieles mehr tauchen weit öfter auf der Zutatenliste auf, als man gemeinhin vermutet, und für den Anfang hilft da nur: genau lesen. Noch einen Schritt komplexer wird es, wenn Sie sich für die strenge Vegan-Variante entscheiden. Wer für seine Gesundheit einfach den Anteil an pflanzlicher Nahrung erhöhen will, der stört sich vermutlich nicht an ein wenig Honig im Dressing oder einem vereinzelten Gelatine-Gummibärchen, für strikt vegan lebende Menschen kommt jedoch beides nicht in Frage. Und Stolperfallen gibt es noch mehr, etwa insektenbasierte Farbstoffe, Wein, der mit Fischbestandteilen geklärt wird, oder Chips mit tierischen Aromen. Wenn Sie hierauf achten möchten und Klarheit wollen, dann kommen Sie um gründliche Recherchen nicht herum, allerdings machen mittlerweile zahlreiche Listen, die online zu finden sind, Ihnen die Detektivarbeit leichter.

Nun wissen Sie schon einmal, was Sie nicht mehr essen sollten – und das stellt einen nicht selten vor Herausforderungen. Für die erste Orientierung lautet mein einfacher Tipp: Suchen Sie sich ein veganes Kochbuch und stöbern Sie einfach mal durch! Dafür müssen Sie kein Geld ausgeben, im Internet existieren unzählige und mitunter äußerst umfangreiche Sammlungen an rein veganen Rezepten und hier erhalten Sie einen ersten inspirierenden Einblick, was in der Welt der pflanzlichen Ernährung so alles möglich ist. Eine gute Nachricht für alle, die noch skeptisch sind: Sie werden staunen, welche beeindruckende Vielfalt und Abwechslung sich hinter dem Prädikat „vegan" verbirgt! Wer gefürchtet hat, mit fadem Geschmack, Verzicht und Hunger zurechtkommen zu müssen, der wird hier rasch getröstet, denn der Ideenreichtum ist tatsächlich enorm und speist sich aus Ernährungstraditionen aller Kontinente. Zahlreiche asiatische oder indische Spezialitäten sind von Natur aus vegan, überraschend vieles, was in deutschen Küchen zum Standard gehört, kommt ebenfalls ganz ohne Tierisches aus oder kann spielend leicht abgewandelt werden und darüber hinaus hat der Veggie-Boom der letzten Jahre sein Übriges dazu getan, vegane Kreationen nur so aus dem Boden schießen zu lassen.

Ob leicht und frisch, exotisch oder auch so richtig deftig und herzhaft – Wünsche lässt die pflanzliche Ernährung schon lange keine mehr offen. Dazu kommt auch eine große Auswahl an Ersatzprodukten, die weitverbreitete nicht-vegane Zutaten ersetzen. Vom Grillwürstchen über Hackfleisch, Aufschnitt, Steak oder Geschnetzeltes bis hin zu Sahne, Joghurt & Co. finden Sie mittlerweile für fast alles aus dem Bereich der Wurst- und Fleischwaren sowie Milchprodukte pflanzlichen Ersatz, der etwa auf Soja, Seitan oder Erbsenprotein basiert. Hier kommen wir allerdings zu einem Punkt, der bei gesundheitsorientierten (Teilzeit-) Veganern besonders wichtig wird: Aufpassen, dass die Sache nicht kippt! Denn nur, weil etwas vegan ist, muss es noch lange nicht gesund sein, und die zahlreichen Ersatzprodukte sind hier ein sehr gutes Beispiel. Das zeigt sich recht deutlich, wenn Sie einmal ein entsprechendes Produkt aus dem Regal nehmen und einen Blick auf die Inhaltsstoffe werfen – von natürlicher Nahrung ist man hier weit entfernt. Stattdessen fallen viele Lebensmittel mit hohem Salz- oder Zuckergehalt auf, enthalten viel Fett und oftmals nicht die gesunden Fettsäuren, strotzen vor teils problematischen Zusatzstoffen wie Phosphaten oder Methylcellulose, die Auswirkungen auf Darmentzündungen oder Nierenprobleme haben können, enthalten Konservierungsmittel, künstliche Aromen und vieles mehr, was nicht unter eine empfehlenswerte Nahrung fällt.

Kurz: Sie sind hochverarbeitet und dann nicht unbedingt gesünder als das Original. Zum Glück gilt das nicht für alle Produkte, tatsächlich gibt es hier große Unterschiede und deswegen hilft einmal mehr nur der genaue Blick aufs Etikett. Und auch, wer selbst kocht oder backt, der sollte nicht dem Irrtum erliegen, dass „vegan" alleine schon „gesund" bedeuten müsste.

Sie können eine Schokosahnetorte mit Sojasahne, Bitterschokolade und jeder Menge Zucker backen, die ist dann zwar pflanzlich, aber ganz bestimmt nicht besonders gesund. Es lässt sich ganz generell sagen, dass der gesundheitliche Mehrwert einer pflanzlichen Ernährung darin liegt, dass man – genau: viel Pflanzen zu sich nimmt, und zwar in möglichst naturbelassener Form. Obst, Gemüse, Saaten, Getreide, Hülsenfrüchte und das in allen Formen und Farben – je abwechslungsreicher, desto besser. Für zusätzlichen Geschmack und das Extra-Plus an Gesundheit dürfen Sie dann gerne ordentlich würzen und Kräuter verwenden. Kurkuma, Ingwer, Chili, Kreuzkümmel – diese und viele weitere sind nämlich kleine Anti-Entzündungs-Bomben.

DEN KÖRPER NATÜRLICH IN EIN HORMONELLES GLEICHGEWICHT BRINGEN

Über die Ernährung können Sie sozusagen von außen auf Ihre gesamtkörperliche Verfassung einwirken, indem Sie sorgfältig auswählen, was Sie Ihrem Körper zuführen möchten. Den gewissermaßen umgekehrten Weg gehen Stoffe, die in Ihrem Körper produziert werden und hier ganz erheblichen Einfluss auf Ihre Gesundheit haben: nämlich die Hormone. Das endokrine System – einfach zusammengefasst als Hormonhaushalt – ist ein hochsensibles und auch hochpräzises, komplexes System, das bei allen körperlichen Vorgängen eine entscheidende Rolle spielt. Da es so komplex ist, ist es auch weit davon entfernt, von der Medizin komplett verstanden und beherrschbar zu sein, viele Details sind allerdings bekannt. So wissen wir, dass hormonelle Dysbalancen oder Mängel sich auf vielfältige und oft zunächst kaum entschlüsselbare Art im Körper bemerkbar machen können, und kennen auch die wichtigsten Arten, die etwa für den weiblichen Zyklus eine Rolle spielen. Und hier landen wir dann wieder bei der Endometriose, die ja schließlich in engem Zusammenhang mit dem monatlichen Rhythmus des weiblichen Organismus zusammenhängt. Da erscheint es nur logisch, dass ein gesundes hormonelles Gleichgewicht von großer Bedeutung für das ganzheitliche Wohlbefinden von

Patientinnen ist, und damit Sie auch auf dieser Ebene selbst aktiv werden können, tauchen wir einmal tiefer ein in die geheimnisvolle Welt des Hormonsystems. Was ist denn eigentlich ein Hormon? Grob gesagt nichts anderes als ein Botenstoff.

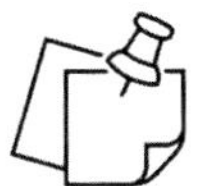

Hormone sind körpereigene chemische Stoffe, die Signale oder Botschaften übermitteln können und somit die wichtigen Funktionen im Körper präzise und effektiv steuern. Gebildet werden Sie in darauf spezialisierten Zellen in unterschiedlichen Organen, beispielsweise in der Hirnanhangdrüse, der Schilddrüse oder eben in den Eierstöcken und Hoden.

Der Begriff „Hormon" ist griechischer Natur (ορμόνη) und kann mit „in Bewegung setzen" übersetzt werden. Diese Stoffe stehen für Energie und Bewegung, denn sie sind chemische Zusammensetzungen, welche die natürlichen Prozesse des Körpers in Gang setzen. Der Mensch besitzt eine große Menge an unterschiedlichen Hormonen, wobei noch nicht alle vollends erforscht sind und vermutet wird, dass wir noch mehr besitzen, als wir zunächst dachten.

Die Gesamtheit der Stoffe ist bis in das kleinste Detail aufeinander abgestimmt und arbeiten Hand in Hand miteinander. In einem optimalen und gesunden Körper bilden sie das perfekte Gleichgewicht schlechthin. Wird jedoch auch nur ein einziges Hormon in seiner Funktionsweise eingeschränkt, so hat dies Auswirkungen auf alle anderen und die Balance ist dahin. Das hormonelle Gleichgewicht kann einerseits durch äußere Einflüsse, wie Medikamente, künstliche Hormone und die falsche Ernährung, gestört werden, aber auch Gefühle und Emotionen, also eine Störung der psychischen Gesundheit, können einiges durcheinanderbringen. Der weibliche Zyklus wird vor allem maßgeblich durch die Hormone Östradiol, Östriol, Testosteron, Progesteron sowie DHEA beeinflusst. Wird hier ein Ungleichgewicht festgestellt, so gerät auch automatisch die Zyklusgesundheit der Frau aus den Fugen.

Ob Atmung, Stoffwechsel, Blutdruck, Schwangerschaft oder Sexualität – wenn die kleinen Botschafter nicht zuverlässig und genau arbeiten, läuft im Körper nichts mehr rund. Unser Körper vollbringt also in jeder Sekunde beeindruckende Höchstleistungen, indem er all diese überlebenswichtigen Dinge ganz nebenbei für uns regelt, und meistens macht er das mit verblüffender Perfektion. Doch manchmal gerät dort auch etwas aus dem Gleichgewicht. Das kann in manchen Fällen zu heftigen und unmittelbaren Folgen führen, man denke etwa an Diabetiker, bei denen die Insulinproduktion gestört ist, oder an Kinder mit einem Somatotropinmangel (Wachstumshormon), der in Kleinwuchs resultiert. Oft jedoch bewegt sich das Ungleichgewicht in einem weit weniger auffälligen Rahmen und äußert sich über einen längeren Zeitraum hinweg in unspezifischen Symptomen, die zunächst meist nicht bewusst wahrgenommen werden. Nachts will der Schlaf sich nicht einstellen, tagsüber fühlt man sich matt und antriebslos, manche werden von Kopfschmerzen, Hautunreinheiten oder Heißhungerattacken geplagt, die einen nehmen zu, die anderen hingegen ab, Stimmungsschwankungen prägen den Alltag, es kommt zu scheinbar grundlosen Schweißausbrüchen – wer diese Dinge erlebt, denkt meist nicht zuerst an seine Hormone. Denn tatsächlich können diese Beschwerden von zahlreichen Faktoren ausgelöst werden, bestimmten Erkrankungen etwa, psychischen Störungen oder auch einfach großem Stress, es können jedoch eben auch die Hormone dahinterstecken, und das nicht selten in Wechselwirkung mit den eben genannten Faktoren.

Um das besser zu verstehen, verschaffen wir uns zunächst einmal einen Überblick über die wichtigsten Hormone, und zwar im Sinne dieses Buches über diejenigen Hormone, die im Frauenkörper besonders wichtig sind. Denn gerade im Hinblick auf Hormone gibt es zwischen Männern und Frauen erhebliche Unterschiede, was sich alleine mit Sexualität und Schwangerschaft schon von selbst erklärt. Im Folgenden rücken also die Big Player im weiblichen Hormonhaushalt in den Fokus. Was tun sie, wie kommt es zum Ungleichgewicht und natürlich abschließend die wichtigste Frage: Wie bekommen wir das auf natürliche Art wieder in den Griff?

Insulin

Da ist zunächst einmal das Insulin. Aufgrund der stetig steigenden Zahl an Diabetikern hat es bereits einen unrühmlichen Ruf sowie weite Bekanntheit als „Zuckerhormon“ erlangt, doch die wenigsten wissen, was genau es damit eigentlich auf sich hat. Produziert wird Insulin in der Bauchspeicheldrüse und seine Hauptaufgabe besteht darin, Traubenzucker, also Glukose, aus dem Blut zu fischen und in die Zellen zu bringen, wo es lebenswichtige Energie liefert. Das Hormon wird also immer auf den Plan gerufen, wenn im Blut der Zuckerspiegel ansteigt, was er tut, wenn wir kohlenhydrathaltige Nahrung – Kohlenhydrate sind nichts anderes als Zucker – zu uns genommen und im Dünndarm aufgespalten haben. Insulin sorgt also dafür, dass der empfindliche Zuckerspiegel im Blut möglichst konstant gehalten wird, darüber hinaus meldet es auch dem Gehirn, wie der Versorgungszustand ist, und reguliert darüber unseren Appetit. Bei Diabetikern vom Typ 1 wird aus noch nicht klaren Gründen zu wenig Insulin produziert, beim Typ 2 hingegen sind die Körperzellen dem Hormon gegenüber nicht mehr empfindlich genug und reagieren nicht ausreichend. Mit Diabetes liegt eine ernste Erkrankung vor, aber auch jenseits dieses kritischen Ausmaßes kann das Insulingleichgewicht schon gestört sein, und zwar mit unangenehmen Folgen für Betroffene. Wenn Sie dauerhaft zu kohlenhydratreich – also zu zuckerreich essen –, wird dauerhaft eine starke Ausschüttung von Insulin angeregt und zunächst einmal zeigt Ihr Körper Ihnen das mit den berüchtigten Heißhungerattacken. Es kommt zu dem zunächst merkwürdig anmutenden Phänomen, dass Sie zwar erst vor Kurzem etwas gegessen haben – und zwar wahrscheinlich etwas nicht gerade Kalorienarmes mit viel Zucker – und auf einmal ein starkes Hungergefühl empfinden, was paradox erscheint, da es eigentlich an Energie nicht fehlen kann. Tut es auch nicht, schuld ist der Blutzuckerspiegel, der durch den kohlenhydratreichen Snack schnell angestiegen ist und ebenso schnell Insulin auf den Plan gerufen hat. So blitzartig, wie der Zuckerspiegel angestiegen ist, sinkt er auch wieder und in Ihrem Hirn kommt die Meldung an: Hunger! Was kurzfristig in erster Linie lästig ist, führt mittelfristig nicht selten zu Übergewicht und wird langfristig wirklich riskant, denn hierdurch erhöht sich das Diabetesrisiko merklich.

Leptin

Auf den ersten Blick gar nicht so unähnlich wirkt Leptin. Das Hormon wird im Fettgewebe des Körpers gebildet und zeigt, solange alles richtig läuft, dem Gehirn an, wie viel Fett zur Verfügung steht. Das ist eine wichtige Information, denn würde es an Fett fehlen, so droht Unterernährung und damit ein gefährlicher Mangel an Energie und im Hirn würden alle Alarmglocken schrillen. Über je mehr Körperfett ein Mensch verfügt, desto mehr von diesem Hormon gelangt auch ins Blut und darüber ins Gehirn. Dann kommt die Meldung: Vielen Dank, ich bin satt. Der Körper verlangt nicht nach weiterer Nahrung, sondern fährt stattdessen den Stoffwechsel hoch. Allerdings gibt es eine in Deutschland rasant wachsende Gruppe an Menschen, bei denen dieses System nicht mehr funktioniert: Adipositas-Patienten. Wer krankhaft fettleibig ist, bei dem versagt der Mechanismus im Gehirn, der eigentlich wahrnehmen sollte, dass der Leptinspiegel erhöht ist. Der Körper wird resistent gegen Leptin, die Folge ist Hunger, obwohl längst weitaus mehr Fettreserven als nötig zur Verfügung stünden. Mittlerweile ist bekannt, dass nicht der erhöhte Hormonspiegel an sich resistent macht, sondern vielmehr Nahrung, die sehr viel Fett enthält. Doch auch bevor es so weit kommt, kann ein gestörter Leptinspiegel dafür sorgen, dass Sie unter Hungerattacken leiden und zudem die Verbrennung von Fett gebremst wird. Wichtig zu wissen: Nicht nur sehr fettes Essen führt hier zu Problemen, sondern noch ein ganz anderer Faktor, nämlich Schlafmangel. Während Sie schlafen, kümmert Ihr Körper sich um die Leptinproduktion, und wenn Ihnen guter, tiefer und vor allem ausreichender Schlaf über längere Zeit hinweg fehlt, macht sich dies mit einem niedrigen Leptinspiegel bemerkbar.

Ghrelin

Das dritte Hormon im Bunde der Hunger-Hormone ist Ghrelin, quasi der Gegenspieler zu Leptin. Während Leptin für die Botschaft „satt“ verantwortlich ist, tut Ghrelin genau das Gegenteil und meldet „Hunger!“, wenn länger nichts gegessen wurde und damit der Spiegel des Hormons im Blut ansteigt. Produziert wird es in der Bauchspeicheldrüse und auch in der Magenschleimhaut und neben dem Auslösen von Hungergefühlen kann es noch mehr: Seine Bezeichnung ist eigentlich eine Wortschöpfung, die für „Growth Hormone Release Inducing“ steht, was bedeutet, dass es die Freisetzung von Wachstumshormonen – Somatropin – einleitet. Daher spielt es auch für das körperliche Wachstum insgesamt eine wichtige Rolle, darüber hinaus wurde ein Zusammenhang mit Gedächtnisleistung, Schlafverhalten, Stressabbau und Depressionen beobachtet, wobei die genauen Mechanismen noch erforscht werden müssen. Klar ist jedoch: Störungen im Ghrelin-Spiegel können Übergewicht und depressive Stimmungen begünstigen. Schlafmangel und unregelmäßige Essgewohnheiten stehen hier im Verdacht, das empfindliche Gleichgewicht aus dem Takt zu bringen.

Cortisol

Von den Hormonen, die mit unserem Essverhalten im Zusammenhang stehen, machen wir nun einen Sprung zu einem ganz anderen Bereich, der bei zahlreichen Erkrankungen eine nicht zu unterschätzende Rolle spielt: Die Rede ist von Cortisol, landläufig als Stress-Hormon in Verruf geraten. Dabei ist es für den Menschen lebenswichtig und erfüllt eine Reihe unverzichtbarer Aufgaben. Produziert wird es in der Nebennierenrinde und es kümmert sich zunächst einmal um ganz grundlegende Dinge, wie den Schlaf-Wach-Rhythmus, Kohlenhydrate im Blut, Blutdruck und Entzündungsprozesse. Besonders relevant wird es in herausfordernden Situationen. Wann immer Sie ein Plus an Leistung erbringen müssen – sei es nun Kisten schleppen beim Umzug, der Endspurt im aktuellen Projekt oder das Cardio-Training –, dann hilft Cortisol Ihnen dabei, besonders fit und produktiv zu sein. So wird zum einen vermehrt Glukose bereitgestellt, damit Konzentration und Fokus auf einem hohen Niveau sind, gleichzeitig wird jedoch auch der Körper leistungsfähiger. Der Blutdruck steigt an, Atem- und Pulsfrequenz erhöhen sich, wobei auch Adrenalin und Noradrenalin, zwei weitere Stress-Hormone, eine Rolle spielen. Insgesamt sorgt Cortisol also dafür, dass Sie leistungsfähig und körperlich und geistig jeder Aufgabe gewachsen sind – das kann allerdings kippen, und zwar dann, wenn Sie über längere Zeit erhöhter Belastung ausgesetzt sind, also genau das erleben, was allgemein als Stress bezeichnet wird. Dann ist der

Cortisol-Spiegel dauerhaft erhöht und wird zur ernsten gesundheitlichen Belastung. Sie schlafen schlecht, nehmen möglicherweise zu, fühlen sich kraftlos, dauerhaft unruhig und nervös oder entwickeln Magenprobleme.

Hält dieser Zustand über längere Zeit, können schwerwiegende gesundheitliche Probleme die Folge sein. Steigender Blutzuckerspiegel mit einhergehendem erhöhten Diabetes-Risiko, ein schwächeres Immunsystem und damit einhergehende häufige Infekte, Bluthochdruck, Störungen der Libido, koronare Herzerkrankungen oder auch ein höheres Risiko, eine Depression oder Panikstörung zu entwickeln, sind mögliche Konsequenzen eines dauerhaft erhöhten Cortisol-Spiegels. Wodurch er entsteht? Der Hauptfaktor ist Stress. Und zwar macht der Körper hier keinen Unterschied, ob Sie in der Arbeit überfordert sind, stark unter einer Trennung leiden, die Sie nicht verarbeiten können, ob Trauer um den Verlust eines geliebten Menschen Sie plagt, ob die Gesamtheit aus Job, Haushalt, Kindern und Hobbys ein Zuviel an Belastung darstellt, ob finanzielle Sorgen Sie plagen oder ob Sie etwa Mobbing ausgesetzt sind – entscheidend ist nur, dass die jeweilige Situation auf Sie stressauslösend wirkt. Umgekehrt hingegen gibt es Menschen, die ein atemberaubendes Arbeitspensum bewältigen, ganz ohne davon gestresst zu werden, nämlich dann, wenn Ihnen die Arbeit Spaß macht, ihre persönlichen Kapazitäten nicht überfordert und für sie subjektiv keine Belastung darstellt. Deshalb sind Stress- und damit auch Cortisolniveau eine ganz individuelle Sache, bei der in erster Linie wichtig ist, dass Sie selbst ein gutes Gespür dafür entwickeln, womit Sie wie gut zurechtkommen. Darüber hinaus können auch Alkoholsucht, grundlegende hormonelle Veränderungen wie etwa in der Schwangerschaft, Depressionen oder Erkrankungen der Nebennierenrinde zu Störungen im Cortisolhaushalt führen.

Östrogen

Als Nächstes kommen wir zu dem Frauenhormon schlechthin: Östrogen, das weibliche Geschlechtshormon, das wesentlich verantwortlich ist für Zyklus, Eizellenreifung & Co. Damit wird eine besondere Nähe zum Problemfeld der Endometriose schon deutlich und es ist nur logisch, anzunehmen, dass ein gesundes Gleichgewicht in diesem Bereich von großer Bedeutung sein kann.

Was genau macht aber das berühmte Frauenhormon? Hauptproduzenten sind die Eierstöcke und von hier aus kümmert sich das Hormon wie bereits erwähnt um Zyklus und die Reifung der Eizellen, darüber hinaus spielt es eine wichtige Rolle bei der Schwangerschaft. Doch es kann noch mehr: Es stärkt das Unterhautfettgewebe und die Knochen, wirkt stimmungsaufhellend, ist wichtig für eine gesunde Scheidenflora und sorgt ebenfalls für den Sexualtrieb. Im Laufe des Lebens verändert sich der als normal anzusehende Östrogenspiegel. Junge Frauen um die 30 haben in der Regel den höchsten Wert, im Laufe des Lebens nimmt er dann kontinuierlich ab, bis in den Wechseljahren fast gar kein Östrogen mehr gebildet wird. Was oft vergessen wird: Nicht nur Frauen haben Östrogen, sondern auch Männer produzieren das Hormon, allerdings in viel geringeren Mengen.

Wenn im Frauenkörper zu wenig Östrogen vorhanden ist, kann das zu einer Vielzahl an Beschwerden führen. Je nach Ausprägung des Mangels fällt die Periode häufig aus, Haut und Schleimhäute – insbesondere die Scheide – trocknen aus, Schweißausbrüche und Hitzewallungen treten auf, manchmal werden Haarausfall oder eine Zunahme an Körpergewicht beobachtet und es kann zu Fruchtbarkeitsproblemen kommen. Auch diffusere Symptome, wie Schlafprobleme, Kopfschmerzen oder Reizbarkeit und innere Unruhe, können durch einen Mangel an dem wichtigen Hormon ausgelöst werden. Die Ursachen dafür sind entweder bestimmte Krankheiten oder aber Stress, Sport, der in extremem Ausmaß betrieben wird, und Unterernährung. Im Gegensatz zum Östrogenmangel steht der Östrogenüberschuss und auch der hat unangenehme Folgen für Zyklus, Fruchtbarkeit, PMS-Beschwerden, Stimmungsschwankungen, Verlust der Libido oder auch die Schilddrüse. Herbeigeführt wird er aus verschiedenen Gründen: Ein schlechter Östrogenstoffwechsel bewirkt, dass die Leber das Hormon nicht so gut abbauen kann, wie es nötig wäre, und hierfür spielen natürlich Faktoren wie hoher Zucker- oder Alkoholkonsum eine Rolle. Überschuss kann auch durch zusätzlich in den Körper eingebrachte Hormone entstehen, wenn in der Ernährung etwa ein erheblicher Anteil an tierischen Produkten zu finden ist. Denn Nutztiere erhalten häufig wachstumsfördernde Hormone, die der Konsument dann über Fleisch, Milch & Co. zu sich nimmt.

Über den Faktor „Progesteronmangel" kann ebenfalls ein Östrogenüberschuss entstehen und dieser Mangel wiederum wird häufig durch einen der typischen Übeltäter ausgelöst, nämlich Stress. Und schließlich: Übergewicht – vor allem mit Fettansammlungen im Bauchbereich – ist ein starker Auslöser erhöhter Östrogenwerte, denn von dem Fettgewebe wird das Hormon produziert und kann bei übergewichtigen Frauen und auch Männern zu erheblich erhöhten Werten führen. Ob Mangel oder Überschuss, das definiert sich im Übrigen immer über das Zusammenspiel mit dem zweiten wichtigen Frauenhormon, dem Progesteron. Fehlt es hieran, werden Unfruchtbarkeit, aber auch Fehlgeburten begünstigt, da durch eine daraus resultierende Gelbkörperschwäche die Einnistung der befruchteten Eizelle erschwert wird bzw. die Gebärmutterschleimhaut sich nicht so aufbaut, wie ein heranwachsender Embryo dies benötigt. Sie sehen also, nur wenn die beiden Gegenspieler Östrogen und Progesteron in einem perfekt austarierten Gleichgewicht vorliegen, läuft rund um Eisprung, Periode und Schwangerschaft alles rund – ein guter Grund, gerade für Endometriosepatientinnen, hier für Balance zu sorgen.

Auf einen Blick: Weibliche Geschlechtshormone

- **Östradiol** ist das wichtigste Hormon für das weibliche Geschlecht. Wie der Name bereits vermuten lässt, gehört es zu den Östrogenen, die unter anderem für die weiblichen Geschlechtsmerkmale und das Wachstum der Gebärmutterschleimhaut verantwortlich sind. Dieses Hormon wird durch den Hypothalamus und die Hirnanhangsdrüse geregelt und in den Eierstöcken gebildet. Herrscht ein Mangel oder ein Übermaß an Östradiol im Körper, so können sich Ungleichgewichte in Form von Unfruchtbarkeit, Menstruationsbeschwerden, ausbleibender beziehungsweise vorzeitiger Pubertät oder Schwangerschaftskomplikationen zeigen.
- **Östriol** ist ebenfalls den Östrogenen zugehörig. Dieses Hormon ist hingegen im Hinblick auf das Geschlecht unspezifisch, doch es ist in die Aufrechterhaltung und den Feuchtigkeitshaushalt der Schleimhäute involviert. Es spielt hauptsächlich während der Schwangerschaft eine Rolle, denn da es von dem Kind selbst sowie von der Plazenta gebildet wird, ist es gleichzeitig ein Anzeichen für den Zustand des Ungeborenen und des allgemeinen Schwanger-

schaftsverlaufs. Dieses Hormon ist ein Nebenprodukt des Östrogenstoffwechsels, denn es fällt als eine Art Abbauprodukt bei der Bildung von anderen Östrogenen, wie Östradiol, an.

• Gerät Östriol aus dem Gleichgewicht, können unter anderem Mehrlingsschwangerschaften, Erkrankungen und Missbildungen des Kindes (Down-Syndrom, Trisomie 18) sowie weitere Schwangerschaftskomplikationen auftreten.

• **Testosteron** steht für festes, angespanntes Gewebe und die Bereitstellung von Energie im Organismus. Auch wenn dieses Hormon vor allem mit dem Mann verbunden wird und das wichtigste der männlichen Geschlechtshormone ist, ist es zudem im weiblichen Körper vorhanden. Testosteron wird der Gruppe der Androgene zugeschrieben. Es wird durch den Hypothalamus und die Hirnanhangsdrüse reguliert und im weiblichen Körper in den Eierstöcken und der Nebennierenrinde gebildet.

• Im weiblichen Organismus muss sich Testosteron genau wie alle anderen Hormone im Gleichgewicht befinden, ansonsten kann ein Mangel zu Schwangerschaftsabbrüchen und ein Übermaß zu Zyklusstörungen führen. Des Weiteren kann eine Dysbalance zu einer Vermännlichung, zu Unfruchtbarkeit, zu einer ausbleibenden Menstruation und zu Störungen des weiblichen Reifezyklus führen.

• **Progesteron** ist ein weiteres Geschlechtshormon der Frau, das durch die Hirnanhangsdrüse kontrolliert und in den Eierstöcken, zusätzlich während der Schwangerschaft in der Plazenta, produziert wird. Es gehört zu der Gruppe der Gestagene und ist das bedeutendste dieser.

• Progesteron verläuft zyklisch, das heißt, dass es ab etwa der Hälfte des monatlichen Zyklus plötzlich vermehrt gebildet wird und der Spiegel erst mit dem Ende des weiblichen Regelmonats wieder rasant abfällt. Demnach ist dieses Hormon eng mit der Funktion der Eierstöcke und der Fruchtbarkeit verbunden. Die erhöhte Temperatur in der zweiten Hälfte des Zyklus ist Progesteron geschuldet.

• Das Hormon ist essenziell für die Schwangerschaft, denn ohne es kann diese in gewisser Hinsicht nicht zustande kommen. Die Gebärmutterschleimhaut wird dank des Progesterons beeinflusst und ist für die Vorbereitung dieser zum Einnisten des Embryos vonnöten. Zudem fördert das Hormon den Verlauf der Schwangerschaft durch die Verhinderung der Muskelaktivität in der

Gebärmutter, sodass ein Abstoßen des Embryos aufgehalten wird. Außerdem sorgt Progesteron dafür, dass die Brustdrüsen wachsen und auf die Bildung von Muttermilch für das Kind vorbereitet werden.

• Der Spiegel von Progesteron steigt während der Schwangerschaft automatisch an und er sinkt automatisch nach der Menopause, doch wenn anderweitig ein Ungleichgewicht durch einen Mangel oder ein Übermaß des Hormons entsteht, so leiden Betroffene häufig an einem ausbleibenden Eisprung, an Ovarialinsuffizienz oder an Störungen bei der Einnistung der Frucht in der Gebärmutter.

• **DHEA** (Dehydroepiandrosteron) hingegen ist ein Hormon der Gruppe Androgene, das eine Art Vorsubstanz darstellt, aus dem sich andere Hormone, wie Östradiol, Östriol und Progesteron, bilden. Es ist zwar ein männliches Sexualhormon, dennoch wird es auch im weiblichen Organismus gebildet. Dies geschieht hauptsächlich in der Nebennierenrinde und wird durch die Hypophyse reguliert. DHEA ist die Vorstufe für Testosteron und Östrogene, somit stellt es einen wichtigen Bestandteil des Hormonhaushaltes dar, auch wenn es selbst nur eine schwache Wirkung auf den Körper hat.

Nachdem Sie sich einen guten Überblick über die wichtigsten Hormon-Aktivisten in Ihrem Körper verschafft haben und wissen, was bei einem Ungleichgewicht drohen kann, stellt sich jetzt natürlich die wichtigste aller Fragen: „Was kann ich denn dafür tun, dass hier alles in Balance bleibt?“ Die gute Nachricht ist, dass Sie hier einiges in der Hand haben, und vieles davon ist äußerst unkompliziert bzw. für eine grundsätzliche gesunde Lebensführung ohnehin unerlässlich. Deshalb kommen hier die Top 5 der Tipps für ein Leben im Einklang der Hormone.

1. Genug und gesunder Schlaf

Maßnahme Nr. 1: Schlaf. Klingt simpel, ist manchmal gar nicht so leicht und dabei unermesslich wichtig. Denn während Ihr Bewusstsein selig schlummert, leistet Ihr Körper Höchstarbeit in zahlreichen Feldern und eines davon ist die Hormonregulierung. Ob Leptin oder Ghrelin oder Hormone, die für zahlreiche Reparaturarbeiten, Muskelregeneration oder auch das Wachstum verantwortlich sind, sie alle werden nachts verstärkt gebildet, abgebaut oder freigesetzt. Wird diese empfindliche Phase gestört, können die Folgen enorm sein, und das spüren Sie auch deutlich. Bereits nach einer richtig schlechten Nacht fühlen Sie sich oft wie gerädert, antriebslos, frieren leichter oder verspüren Hungerattacken. Bleibt es dabei, kommt Ihr Organismus nach 1-2 Nächten mit gutem Schlaf meist wieder ins Lot, wenn die Störung allerdings länger andauert, wird es bedenklich. Welche konkreten Folgen zu befürchten sind, haben Sie bereits bei den jeweiligen Hormonen gelesen, jetzt steht im Vordergrund, wie Sie hier vorbeugen können. Zunächst einmal: Sieben bis acht Stunden Schlaf gelten als die optimale Dauer für die vielfältigen Regenerationsprozesse, die der Körper nachts durchführen muss. Dabei kommt es jedoch auch auf die Qualität des Schlafes an. Liegen Sie zwar acht Stunden im Bett, wachen aber oft zwischendurch auf und brauchen womöglich auch noch einige Zeit, um wieder ins Land der Träume zurückzufinden, dann ist der Schlaf in seinen unterschiedlichen Phasen gestört und kann seine erholsame Wirkung nicht ausreichend erfüllen. Das gilt auch für unruhigen, oberflächlichen Schlaf, der mehr Halbwachzustand als wirklicher Tiefschlaf ist und den Körper nicht in den benötigten Entspannungszustand versetzt. Um ausreichend guten Schlaf zu bekommen, reichen meist ein paar einfache Maßnahmen, die zuverlässig beachtet werden sollten.

Sorgen Sie für Routine und gleichbleibende Abläufe, also versuchen Sie, jeden Abend etwa zur gleichen Zeit zu Bett zu gehen und morgens geregelt aufzustehen. Natürlich spricht nichts dagegen, am Wochenende auch mal ein wenig auszuschlafen, gerade, wenn sich unter der Woche doch ein kleines Defizit eingeschlichen hat, aber häufige und starke Entgleisungen sollten Sie vermeiden. Wer wochentags um sechs aufsteht, tut sich meist keinen Gefallen damit, am Wochenende die Zügel lockerzulassen, den Abend weit bis in die Nacht auszudehnen und dafür bis um zehn im Bett zu bleiben. Denn der Körper gewöhnt sich an Rhythmen und bestraft solche Unregelmäßigkeiten nicht selten mit Einschlafproblemen und daraus resultierendem Mangel.

Schaffen Sie zudem ein beruhigendes, angenehmes Schlafumfeld, in dem Sie nicht durch Lichteinflüsse oder Lärm gestört werden. Gegen Straßenlaternen oder frühe Sonnenaufgänge helfen Rollläden, Vorhänge oder auch Schlafmasken, gegen Lärm im Zweifelsfall Ohrstöpsel. Achten Sie auch darauf, dass die Temperatur im Schlafzimmer den körperlichen Bedürfnissen entspricht. Zwischen 16 und 19 Grad gelten hier als optimal, je nach Vorliebe, über 20 Grad sollten es allerdings nicht sein. Der Grund dafür liegt in den körpereigenen Temperaturschwankungen über den Tagesverlauf hinweg. Nachts fährt unser inneres Thermostat herunter und die Körpertemperatur sinkt – eine zu warme Umgebung hält uns davon ab, in den Ruhemodus zu gelangen. Wichtig ist auch ausreichende Frischluft im Schlafzimmer, lüften Sie also reichlich, auch um die Luftfeuchtigkeit zu regulieren. Die liegt optimalerweise bei etwa 40 %. Auch mit später Handy- oder Tabletnutzung tun Sie sich keinen Gefallen. Erstens hält das schnelle Mail-Checken kurz vor dem Einschlafen Sie eher auf Trab, als es der Erholung zuträglich ist, und zweitens ist der hohe Blauanteil des Bildschirmlichts hinderlich für die Produktion von Melatonin, dem Schlafhormon schlechthin. Wer unbedingt im Bett noch die letzten WhatsApp-Nachrichten verfassen muss, der sollte das Handy zumindest in den Nachtmodus schalten. Und eigentlich eine Selbstverständlichkeit: Nachts darf das Gerät weder piepsen noch klingeln noch vibrieren – also nutzen Sie den Flugmodus oder schalten Sie es gleich ganz ab.

Vermeiden Sie Aufregendes und Spannendes. Im Fernsehen läuft spät ein fesselnder Krimi oder Sie haben so richtig Lust, den Feierabend für das mitreißende Computerspiel zu nutzen? Verlockend, aber trotzdem keine gute Idee. Denn wenn Sie dann im Bett liegen und abschalten möchten, lässt sich Ihr Gehirn leider nicht auf Knopfdruck in den Ruhemodus versetzen, sondern beschäftigt sich oft noch länger mit dem zuletzt Wahrgenommenen. Blutdruck und Puls bleiben höher als fürs Einschlafen nötig, greifen Sie also besser zu einem Buch oder – gerade, wenn Sie ausgeprägte Einschlafschwierigkeiten haben – etablieren Sie Meditations- oder Yogaroutinen (wenn Sie Lust auf Yoga haben: Dazu gibt's in einem späteren Kapitel noch mehr).

Sorgen Sie den Tag über für ausreichend Bewegung und Sport. So stellen Sie sicher, dass Ihr Körper abends in einen angenehmen Erschöpfungszustand gelangt und außerdem hinderlichen Stress abgebaut hat. Was allerdings nicht zu empfehlen ist, sind anstrengende Workouts kurz vor dem Zubettgehen. Hieraus folgen ähnliche körperliche Symptome wie der spannende Krimi sie bringt – fürs Einschlafen also eher nicht förderlich.

Ein Bier hilft beim Einschlafen? Eher keine so gute Idee. Zwar beruhigt Alkohol in kleinen Mengen und tatsächlich hilft er auch beim Einschlafen – was das Durchschlafen angeht, sieht die Sache allerdings anders aus. Wer reichlich Rotwein genossen hat, schläft zwar oft selig und schnell ein, wird aber in der Nacht von Wachphasen, beschleunigtem Herzschlag, Schwitzen oder generellem Unwohlsein geplagt. Ebenso sollten Sie in den letzten Stunden vor dem Zubettgehen auf Koffein sowie schwer verdauliche, fettreiche Mahlzeiten verzichten.

2. Ausreichend Bewegung und Sport

Maßnahme Nr. 2: Bewegung und Sport. Dass ausreichend Bewegung für ein gesundes Leben unverzichtbar sind, ist mittlerweile längst Binsenweisheit und doch: Die meisten Menschen sitzen zu viel und strengen sich körperlich deutlich zu wenig an. Wer Sportmuffel ist, der freut sich über diesen Ratschlag sicherlich wenig, aber Sport – und zwar wirklich intensiver Sport! – ist eine Geheimwaffe für einen ausgeglichenen Hormonhaushalt. Natürlich ist jeder Spaziergang gut und verbreitete Maßnahmen, wie etwa mit dem Rad zur Arbeit fahren, sind immer noch besser als sich nur zwischen Sofa, Schreibtisch und Auto zu bewegen, aber wenn Sie Ihren Hormonen (nebenbei bemerkt auch Ihrem Herz-Kreislauf-System) etwas Gutes tun wollen, kommen Sie an einem tüchtigen Workout nicht vorbei. Wenn der Körper so richtig auf Trab gebracht wird, regulieren sich Cortisol, Adrenalin und Noradrenalin auf gesunde Art und Weise, dazu fluten Dopamin, Endorphin und Serotonin unseren Körper – alle drei als Glückshormone bekannt. Sport ist damit nicht nur eine ideale und hocheffektive Anti-Stress-Maßnahme, sondern wirkt darüber hinaus aktiv glücksspendend. Zugegeben, für Menschen, die bislang keinen Sport getrieben haben, klingt das kaum vorstellbar und oft wird Sport mit reiner Quälerei verbunden – und das soll happy machen? Ja, tut es, denn die Körperchemie ist unbestechlich. Selbst wenn es Ihnen kein bisschen Freude bereitet, finden die hormonellen Veränderungen in Ihrem Körper statt, und zwar langfristig und dauerhaft, sofern Sie das Training aufrechterhalten. Und tatsächlich berichten die meisten Menschen, die mit dem Sport anfangen, selbst bei starkem anfänglichem Widerwillen davon, dass sie sich rasch an die Trainingseinheiten gewöhnt haben oder sogar Freude daran finden. Vor allem jedoch zeigt sich: Das körperliche-geistige Rundum-Wohlgefühl, nachdem man sich so richtig ausgepowert hat, stellt sich bei fast jedem ein und die langfristigen Positiv-Effekte sowieso.

Dann stellt sich nur die Frage: Wie kommen Sie am besten rein in die Sache? Vielleicht gehören Sie zu den Menschen, die bereits aktiv sind, allerdings noch nicht häufig oder intensiv genug. Wer bereits einmal die Woche zum Fitnesskurs geht, der sollte versuchen, idealerweise zumindest zwei weitere wöchentliche Einheiten auf den Plan zu setzen, wer vielleicht schon Yoga macht oder leichtes Gerätetraining, für den wäre eine Steigerung in anstrengenderen Cardio-Workouts sinnvoll. Wenn Sie absoluter Einsteiger sind, haben Sie die Qual der Wahl und sind oft mit dem mittlerweile riesigen Angebot an sportlicher Betätigung überfordert. Gehen Sie hier Schritt für Schritt vor und stellen Sie an den Anfang die grundlegenden Fragen nach Ihren persönlichen Vorlieben. Haben Sie früher schon einmal Sport getrieben, der Ihnen Spaß gemacht hat – oder eben keinen Spaß? Dann liegt hier schon einmal ein guter Anknüpfungspunkt. Sie waren als Mädchen im Turnverein, aber Handstand und Flickflack kommen heute nicht mehr in Frage? Dann darf es vielleicht etwas anderes sein, das in Richtung Körperspannung und Eleganz geht, versuchen Sie es doch mal mit Tanzkursen oder Pilates. Früher im Verein geschwommen?

Zahlreiche Sportvereine haben Trainingsgruppen auch für Erwachsene und ohne Leistungsanspruch. Wenn Sie auf keine sportlichen Erfahrungen zurückblicken können, überlegen Sie zunächst, welche Grundparameter Ihnen eher zusagen: Sport alleine oder in einer Gruppe? Angeleitetes Training oder ganz in Ruhe für sich? Zu festen Zeiten oder lieber flexibel? Draußen oder drinnen? Ein wichtiger Punkt ist auch ihr Ausgangszustand. Sind Sie grundsätzlich nicht unfit, weil Sie sich im Alltag häufig bewegen, nur eben noch nicht wirklich trainieren? Dann können Sie sich nach anstrengenderen Workouts umsehen und müssen bei der Auswahl kaum auf etwas anderes achten als Ihre Vorlieben. Gehören Sie eher zur Couchpotato-Fraktion und haben womöglich das eine oder andere zusätzliche Pfund auf der Hüfte? Gar kein Problem – aber dann empfiehlt es sich, langsam zu steigern, auf möglichst gelenkschonende

Sportarten zu setzen und sich unter professionelle Anleitung zu begeben. Tolle Möglichkeiten sind etwa zahlreiche Aktivitäten im Wasser, von Schwimmen über Joggen, Aerobic und Zumba gibt es mittlerweile allerhand Möglichkeiten, sich auch im kühlen Nass so richtig auszutoben. Aber auch an Land ist die Auswahl mit leichten Step-, Zumba-, Pilates- oder auch Yogakursen groß. Der Gang ins Fitnessstudio ist hier für viele eine gute Option, denn hier werden in der Regel von qualifiziertem Personal die persönlichen körperlichen Startbedingungen gecheckt und anschließend erhalten Sie perfekt auf Sie zugeschnittene Trainingspläne und Kursempfehlungen. Zudem ist während Ihres Trainings immer jemand anwesend, der Ihnen bei der korrekten Ausführung hilft, und auch für die Motivation wirkt das Studio-Umfeld oft Wunder.

Wenn Sie die grundlegenden Fragen beantwortet haben, sorgen Sie für praktische Umsetzungsmöglichkeiten. Erkunden Sie Jogging- oder Radfahrstrecken, fragen Sie bei den örtlichen Sportvereinen nach oder lassen Sie sich Probetermine in Fitnessstudios geben. Hier sind die Unterschiede oft groß, wer Geld sparen möchte, ist bei einfachen Studios von Fitnessketten oft gut aufgehoben – und auch hier gehören mittlerweile zusätzliche Annehmlichkeiten wie Duschen und Sauna zum Standardprogramm. Dann machen Sie sich mit der weiten Welt der Fitnessmöglichkeiten vertraut. Vom einfachen Krafttraining an Geräten oder Cardio-Training auf Laufband, Ergometer & Co. über Klassiker wie Step Aerobic, Langhantelkurse, Bauch-Beine-Po oder Ganzkörper-Workouts in der Gruppe bis hin zu modernen Trends wie Zumba, CrossFit oder hochspezifischen Trainingskonzepten gibt es mittlerweile so viel Auswahl, dass wirklich für jeden etwas dabei ist, was Spaß macht und den Körper auf Trab bringt. Oft spielt motivierende, gut abgestimmte Musik eine große Rolle und hilft Ihnen ganz nebenbei, die Begeisterung hochzuhalten, also seien Sie neugierig und probieren Sie sich durch, bis Sie etwas gefunden haben, das zu Ihnen passt.

Übrigens: Die Ausrede, „Ich habe keine Zeit für Sport", gilt nicht. Denn es wird als Faustregel angesehen, dass jeder Mensch im normalen Alltag eine halbe Stunde erübrigen kann – sei es morgens nach dem Aufstehen, in einer verlängerten Mittagspause, abends auf dem Heimweg von der Arbeit oder während der Feierabendstunden – und eine halbe Stunde pro Tag wäre ein wirklich ordentliches Pensum. Die müssen Sie auch keinesfalls aufbringen, wer stattdessen zwei- bis dreimal pro Woche eine Stunde einplant, der ist ebenfalls auf einem sehr guten Weg. Dennoch gilt die Rechnung: Wer hier keine dreißig Minuten erübrigen kann, der hat nicht keine Zeit, sondern sollte sich ehrlicherweise eingestehen, dass er sie lieber für etwas anderes verwenden will. Und nach der Belastung eines langen Arbeitstages ist es absolut verständlich, dass man sich nach nichts mehr sehnt, als auf dem Sofa die Füße hochzulegen, eine nette Netflix-Serie zu schauen, mit lieben Freunden etwas trinken zu gehen oder Zeit mit dem Partner und den Kindern zu verbringen. Suchen Sie auch hier nach einer Möglichkeit, die Sporteinheiten so in Ihren Alltag zu integrieren, dass es Ihnen passt. Weshalb nicht gemeinsam mit dem Partner starten und die neue Fitness als Team-Abenteuer betrachten? Und auch, wer Kinder daheim hat, kann den Sport leicht zum Familien-Event machen: Fahren Sie gemeinsam Rad, Schlittschuh, Skates oder Langlauf-Ski, gehen Sie ins Schwimmbad oder toben Sie sich im Garten bei einer Runde Fußball aus – der Nachwuchs hat meist reichlich Bewegungsdrang und sollte ebenfalls so früh wie möglich für Sport begeistert werden.

Insgesamt gilt: Wenn zu Beginn die Motivation schwerfällt, hilft es nur, sich oft genug vor Augen zu führen, welche langfristigen Folgen der Sportverzicht einerseits oder aber das regelmäßige Training andererseits für Sie, aber auch für die Menschen, denen Sie wichtig sind, hat. Bei ehrlicher Betrachtung kippt die Waagschale dann sehr schnell zugunsten der Fitnesseinheit. Denn gerade Ihr Hormonhaushalt und daraus resultierend Ihre Stimmung, Ihre gesamtkörperliche Verfassung und in letzter Konsequenz auch ganz konkret Ihre Gesundheit sind darauf angewiesen, dass Sie Ihren Körper regelmäßig so richtig herausfordern. Für Hormone in Balance unverzichtbar – und Hormone in Balance sind wiederum unverzichtbar, wenn Sie mit Ihrer Endometriose einen möglichst unbeschwerten Alltag erleben möchten.

3. Vermeidung von Stress

Maßnahme Nr. 3: Stress vermeiden. Auf welch vielfältige Art und Weise Stress Ihrem Körper schadet und insbesondere auch den Hormonhaushalt durcheinanderbringt, das haben Sie bereits erfahren. Cortisol, Entzündungsreaktionen, Ghrelin, Schlafmangel – wer sich die ganze Palette der schädlichen Stressfolgen noch einmal vor Augen führen möchte, der muss nur zu den entsprechenden Kapiteln zurückblättern, und noch vor wenigen Absätzen wurde deutlich: Wenn Sie Stress haben, schlägt das schnell auf die Hormone. Was also gibt es da zu tun? Die gute Nachricht ist, dass meistens mehrere Stellschrauben existieren, an denen Sie nur geschickt drehen müssen, und auch, dass das meiste davon schlussendlich in Ihrer Hand liegt. Das Schwierige daran: Manchmal braucht es eine gehörige Portion Ehrlichkeit und Selbstbewusstsein. Doch gehen wir die Sache einmal Schritt für Schritt an.

Die alles entscheidende Frage lautet: „Was bereitet Ihnen eigentlich Stress?" Die Antworten hierauf können verblüffend unterschiedlich ausfallen, selbst, wenn zwei Menschen ein nahezu identisches Leben führen. Für den einen sind 40 Stunden Arbeit pro Woche einfach zu viel, das reine Pensum an sich verschafft ihm gehörigen Stress. Der Nächste wiederum ist ein Arbeitstier, 40 Stunden Arbeit belasten ihn nicht, sondern sind ganz im Gegenteil befriedigend, weil etwas geschaffen wird. Stress entsteht für diesen Menschen erst, wenn etwas nicht klappt, wenn nicht alles planbar ist und es ständig zu unvorhergesehenen Zwischenfällen kommt. Den Dritten wiederum stört das Improvisieren kein bisschen, stattdessen beflügelt es seine Kreativität und Stress kommt bei ihm nur dann auf, wenn das Zwischenmenschliche nicht stimmt. Unterschwellige Anspannung im Team, gereizte Worte vom Vorgesetzten oder aber das Gefühl, von Kollegen nicht gemocht zu werden – es sind diese Punkte, die Person Nr. 3 in einen ständigen Zustand der Angespanntheit versetzen. In allen drei Fällen sind die körperlichen Konsequenzen jedoch dieselben: Eine Cortisolflut schwemmt den Körper, der Blutdruck steigt, alle weiteren unmittelbaren und mittelbaren Folgen belasten den Organismus.

Deshalb ist es so wichtig, dass Sie für sich selbst Ihre ganz persönlichen Stressoren identifizieren, und das ist manchmal gar nicht so leicht. Denn oft nehmen wir unbewusst an, dass die Dinge, die uns klassischerweise als stressig bekannt sind, dann schon die Faktoren sein werden, die uns belasten. Man fühlt sich nach der Arbeit etwa gestresst, sagt sich: „Kein Wunder, war ja schon der zweite Tag diese Woche mit Überstunden!", schiebt damit den erlebten Stress automatisch auf den Faktor „viel Arbeit" – die Sache scheint klar. Vielleicht liegt das eigentliche Problem aber woanders. Vielleicht stresst Sie nicht die Arbeitsmenge, sondern es schleicht sich unterbewusst schon länger das Gefühl ein, dass Ihre Arbeit derzeit aus viel sinnloser Mühe besteht. Oder Sie bemerken mehr und mehr, dass der Job, von dem Sie eigentlich dachten, es müsste der Traumjob sein, doch gar nicht so wirklich Ihren Vorstellungen entspricht. Oder Sie haben den Eindruck, von einem Kollegen nicht ernst genommen, außen vor gelassen, benachteiligt oder einfach nicht gemocht zu werden. Es ist manchmal ungleich schwieriger, sich die wahren Stressfaktoren einzugestehen, auch, weil sie grundlegend Unangenehmes mit sich bringen könnten. Was, wenn die Arbeit im IT-Bereich einfach doch nicht das Richtige ist? Noch einmal neu orientieren? Ausbildung, Studium, Jobsuche – alles noch einmal von vorne? Da scheint es zunächst bequemer, die Stress-Schuld auf klare, bekannte und theoretisch leicht veränderbare Aspekte zu schieben, denn dann heißt es nur: „Ich muss endlich mal ein bisschen Überstunden reduzieren."

Das Gleiche gilt für den privaten Bereich und hier wird es oft noch komplizierter. Sie denken, Sie sind gestresst, weil die Kinder gerade in einer anstrengenden Phase sind? Mag sein, vielleicht steckt aber auch mehr dahinter. Vielleicht stresst es Sie eigentlich, dass Sie Tag für Tag erleben, dass die Hauptarbeit mit den Kindern an Ihnen hängen bleibt, und es stresst Sie, von Ihrem Partner jede noch so kleine Unterstützung einfordern zu müssen. Vielleicht stresst Sie, dass Sie sich insgeheim Sorgen um Ihre Kinder machen, weil Sie sich fragen, ob hier einfach pubertäres Verhalten anstrengend wird oder ob es nicht doch tieferliegende Probleme gibt. Manchmal stressen auch soziale Beziehungen, die wir aufrechterhalten, obwohl sie uns nicht guttun, und hier kann die Erkenntnis ganz unterschiedlich schwerwiegend ausfallen. Zu viele Freunde, mit denen man ständig irgendwie Kontakt aufrechterhält, ohne jedoch eine wirkliche Verbindung zu haben? Das lässt sich noch vergleichsweise einfach angehen, aber was, wenn man mit dem eigenen Partner, der Mutter oder dem Sohn ernsthafte Probleme hat? Letztlich, das ist klar, hilft nur Ehrlichkeit, um die wirklich entscheidenden Dinge anzugehen.

Fangen Sie also damit an, herauszufinden, wodurch bei Ihnen wirklich Stress ausgelöst wird. Manchmal ist die Sache ohnehin völlig klar, manchmal braucht es dazu einfach nur einen Moment der Ehrlichkeit und manchmal müssen Sie vielleicht eine Weile lang genauer hinschauen, weil die Sache komplexer ist. Dann kann eine Art Stress-Tagebuch helfen, in dem Sie notieren, wann Sie sich wie stark gestresst gefühlt haben, und können so nach einiger Zeit Muster aufdecken. Dann entdecken Sie beispielsweise, dass Diskussionen um die Kindererziehung Sie nur stressen, wenn Sie davor in der Arbeit ein Meeting hatten, denn Ihre konstruktiv-kommunikativen Ressourcen sind für den Tag vielleicht einfach aufgebraucht. Oder das abendliche Zubettgeh-Theater mit dem Nachwuchs wird an Tagen zum Stress, an denen Sie zu wenig Bewegung hatten, der Haushalt belästigt Sie nur, wenn Sie besonders früh aufstehen mussten – es gibt viele Konstellationen, die in Ihrer Gesamtheit erst für wirklichen Stress sorgen. Lassen Sie dabei auch Ihren Zyklus nicht außer Acht! Viele Frauen sind während Ihrer Regelblutung emotional weniger belastbar, andere erleben um den Eisprung herum ein wahres Hoch, und gerade, wenn Sie aufgrund Ihrer Endometriose-Erkrankung mit Schmerzen zu kämpfen haben, kann deren unterschiedliche Intensität im Verlauf des Zyklus eine sehr große Rolle spielen.

Hier sollte auch ein weiterer Punkt nicht unerwähnt bleiben, der bei Endometriose-Patientinnen von Bedeutung ist und gewissermaßen zu einer Art Kreislauf werden kann: Auch Schmerzen bedeuten Stress für den Körper. Deshalb ist es so wichtig, dass Sie mit Ihrem behandelnden Arzt eine gute Therapie entwickeln, die in Ihrem persönlichen Fall die Schmerzen weitestgehend minimiert, und gleichzeitig darf der Stressfaktor Schmerz bei Ihren Überlegungen nicht in den Hintergrund geraten. Vermutlich stresst Hektik im Job Sie noch viel mehr, wenn Sie gerade eine schmerzintensivere Phase erleben – gestehen Sie sich diese „Schwäche“ ein, nehmen Sie Rücksicht auf sich selbst und bitten Sie bei Bedarf auch Ihre Mitmenschen um Rücksicht.

Wenn die Stressoren dann einmal identifiziert sind, geht's an die Veränderung. Ob Sie nun Überstunden reduzieren, feste Rituale und Abläufe mit den Kindern einüben, klare Aufgabenteilung zwischen Partnern oder funktionierende Prozesse im Arbeitsalltag etablieren, hier geht es oft in erster Linie darum, Dinge einmal klar zu benennen, anzupacken und verbindliche Regeln festzulegen. Überlegen Sie sich genau, welche Details hier wichtig sind, um den Situationen den Charakter zu nehmen, der sie für Sie zum Stressfaktor macht, und kommunizieren Sie das möglichst klar all denen, deren Mitwirkung Sie benötigen. Etwas komplizierter wird es, wenn größere Veränderungen etwa im Hinblick auf Partnerschaft, Arbeitsstelle oder familiäre Beziehungen nötig werden. Hier können sich Herausforderungen ergeben, die Zeit und vor allem auch Besonnenheit brauchen. Überlegen Sie reiflich, ziehen Sie nahestehende Menschen ins Vertrauen, beobachten Sie sich selbst ehrlich und beschließen Sie dann, welche Gespräche Sie führen müssen und welche Veränderungen Sie bewirken wollen. Oft aber – und das ist die gute Nachricht – ist tatsächlich alles halb so wild. Denn wir neigen dazu, uns auch dann stressen zu lassen, wenn es eigentlich gar nicht nötig wäre, etwa durch schlechtes Zeitmanagement, Chaos oder falsche Vorstellungen. Dann geraten wir auf den letzten Drücker in Hektik, Dinge, die eigentlich problemlos laufen, werden zum Problem, weil wir das Haus zu spät verlassen haben, oder wir sind überzeugt, dass der Chef heute schon perfekte Ergebnisse sehen will – will er aber gar nicht. Auch durch ständiges Gefallen-Wollen oder Perfektionsansprüche an uns selbst geraten wir in Stress und hier helfen oft die einfachen kleinen Maßnahmen. Halten Sie bewusst zwischendurch inne und atmen Sie tief durch, legen Sie sich kleine Meditationseinheiten in die Mittagspause, stehen Sie alle zwei Stunden auf und machen Sie ein paar Hampelmänner oder einen kurzen Spaziergang. Legen Sie Zeiten fest, wann Sie den Laptop zuklappen und keine Mails mehr checken, wann Sie das Handy beiseitelegen und nicht mehr erreichbar sind, und schaffen Sie sich kleine Abendrituale, die bei Ihnen für Entspannung sorgen. Eine beliebte Auswahl: Yogaeinheit, Sport, ein warmes Bad, in Ruhe kochen, entspannende Tees, eine halbe Stunde mit Kerzenlicht und Lieblingslektüre, ein kurzer Spaziergang im Park, den Sonnenuntergang mit einem leckeren Getränk auf dem Balkon genießen, ein Plausch mit der besten Freundin, Kuschelzeit mit den Kids, Zweisamkeit mit dem Partner, Achtsamkeitsübungen, Massagen, Sauna und vieles mehr bieten sich an, wenn Sie einfach zwischendurch ein wenig dem Alltagsstress entfliehen wollen. Wichtig ist nur, dass es Ihnen Spaß macht und auch wirklich Entspannung bringt und dass Sie auch regelmäßige Einheiten davon einlegen können. Also Sauna und Massage immer wieder mal, Kuschelzeit und Yoga für den Alltag.

4. Gesunde Darmflora

Maßnahme Nr. 4: Kümmern Sie sich um Ihre Darmflora. Zugegeben, der Darm ist nicht das Erste, was einem in den Sinn kommt, wenn man an hormonelle Ausgeglichenheit denkt, dabei ist er wichtiger, als oft vermutet. Nicht umsonst wird der Darm schon lange gern als „zweites Gehirn" bezeichnet, er trägt die Verantwortung für etwa 70 % unseres Immunsystems und tatsächlich stellt er selbst auch jede Menge Hormone her. Dazu ist er ziemlich empfindlich: Sein Mikrobiom setzt sich aus etwa 100.000 Milliarden unterschiedlichster Bakterien zusammen, dazu kommen noch Viren und auch Pilze, und sie stehen in einem sorgfältig austarierten Gleichgewicht, um mannigfaltige Funktionen im Körper zu übernehmen. In erster Linie geht es dabei um alles, was mit der Verdauung zu tun hat, aber das ist bei Weitem nicht alles. Beispielsweise produziert er die Hormone Dopamin und Serotonin, die wir ja bereits als Glückshormone kennengelernt haben, und könnte so auch Einfluss auf unsere Stimmung haben.

Darüber hinaus ist er – wie erwähnt – absolut unverzichtbar für unser Immunsystem und damit auch dafür, wie gut unser Körper mit Entzündungen zurechtkommt – Endometriose lässt auch an dieser Stelle grüßen. Die gute Nachricht ist: Unser Darm kriegt sehr viel selbst auf die Reihe, und zwar auch erstaunlich zuverlässig, wenn wir ihm nicht die Aufmerksamkeit schenken, die er verdient hat. Langfristig hängt er allerdings stark von unserer Fürsorge ab, das heißt in erster Linie davon, was wir ihm füttern.

Und was hat er gern, der Darm? Zunächst einmal freut er sich über jede Menge Ballaststoffe. Denn die helfen ihm bei seiner Tätigkeit, indem sie dafür sorgen, dass Verdautes möglichst schnell weitertransportiert wird. Außerdem sind sie lebensnotwendiges Futter für all die Mikroorganismen im Darm, womit eine gesunde Bakterienflora erst möglich wird. Und nicht zuletzt helfen Ballaststoffe erheblich dabei, dass der Körper Schadstoffe ausscheiden kann. Reichlich von den größtenteils unverdaulichen und damit so gesunden Ballaststoffen finden Sie in Vollkorn-Getreideprodukten aller Art, ebenso in beispielsweise Flohsamenschalen oder Leinsamen und in frischem Gemüse und Obst, wovon in jedem Falle viel auf dem Teller landen sollte.

Empfohlen werden mindestens 25 Gramm Ballaststoffe täglich, zum Vergleich: 100 g Haferflocken enthalten ca. 10 g davon, 100 g Linsen ca. 17 g, 100 g Vollkornweizenmehl Type 1700 ca. 11,7 g.

Was Sie dabei unbedingt beachten müssen: Reichlich Flüssigkeit – am besten Wasser – dazu trinken, denn Ballaststoffe entfalten ihre positive Wirkung auf die Verdauung durch ihre starke Quellfähigkeit. Wenn Sie zu wenig Flüssigkeit zugeben, wird das wenige Wasser aus dem restlichen Verdauungsbrei ziemlich schnell aufgebraucht und es kann stattdessen zu Verstopfungen kommen. Ohnehin sollten Sie, wenn Sie sich bisher ballaststoffarm ernährt haben, nicht ruckzuck auf Riesenmengen umschalten und insbesondere mit Ballaststoffbomben wie Flohsamenschalen oder Leinsamen vorsichtig sein, denn der Darm sollte Zeit haben, sich an seine neue Aufgabe zu gewöhnen.

Ansonsten drohen Bauchgrummeln, Blähungen oder Durchfall. Abgesehen von übereilter Umstellung können Sie die Ballaststoffmenge getrost tüchtig in die Höhe schrauben, denn die meisten Bewohner der modernen westlichen Welt nehmen deutlich zu wenig davon zu sich.

Neben Ballaststoffen können Sie Ihrem Darm auch mit gesunden Fetten ein wertvolles Geschenk machen: Distel-, Raps- oder natives Olivenöl liefern kostbare mehrfach ungesättigte Fettsäuren, ebenso wie Fischöl. Die Finger lassen sollten Sie von allem, was in hochverarbeiteter Form daherkommt – Stichwort gesättigte Fettsäuren bzw. gehärtetes Fett – und abgesehen vom Fisch generell tierisches Fett nur sehr maßvoll konsumieren. Ein richtiger Darm-Joker sind schließlich probiotische Lebensmittel. Die enthalten nämlich lebende Mikroorganismen, was auf den ersten Blick erstaunlich klingt, unserem Darm aber sehr gelegen kommt. Denn schließlich wird er – wie Sie wissen – von Milliarden der kleinen Organismen besiedelt und die zusätzliche Unterstützung von außen ist hochwillkommen für das empfindliche Gleichgewicht. In Naturjoghurt, Kefir, Apfelessig, milchsauer vergorenem Sauerkraut, Kimchi oder Kombucha finden Sie die begehrten Kulturen, darüber hinaus in allem, wo „milchsauer vergoren" draufsteht.

Achtung: Manche Produkte, die hocherhitzt wurden, enthalten keine lebenden Organismen mehr, also achten Sie auf die Zubereitungsangaben. Zudem existieren Studien, die nahelegen, dass Endometrioseherde ganz direkt vom Darmflora-Zustand beeinflusst werden können.

Entzündungen rufen nämlich durchgehend das Immunsystem auf den Plan, welches wiederum stark von der Darmflora abhängt, und somit können probiotische Bakterien zum einen auf den Östrogenspiegel einwirken, zum anderen das Immunsystem zur Ruhe bringen. Insbesondere ein Bakterienstamm, nämlich Lactobacillus gasseri, hat in Modellstudien unter Beweis gestellt, dass er in der Lage ist, Endometrioseherde in ihrer Entwicklung zu bremsen, und zwar dadurch, dass er die Killerzellen der Immunabwehr aktivieren kann.

5. Richtige Magnesiumversorgung

Maßnahme Nr. 5: Endlich einmal richtig einfach: Magnesiumversorgung! Nehmen Sie genug Magnesium zu sich? Viele Menschen kennen die Tabletten, die es in unterschiedlicher Dosierung teils längst auch für kleines Geld im Drogeriemarkt gibt, als Helfer gegen Krämpfe beim Sport oder die berüchtigten nächtlichen Wadenkrämpfe. Doch wussten Sie, dass der Mineralstoff auch für Ihren Hormonhaushalt von großer Bedeutung ist? Tatsächlich unterstützt er bei der Bildung einiger wichtiger Hormone, wie Östrogen, Progesteron oder auch Testosteron. Allerdings müssen Sie jetzt nicht gleich eilig zu Tabletten greifen. Zunächst einmal lässt sich bei gesunden Menschen der Magnesiumbedarf über ausgewogene Ernährung decken, und zwar darf hier gerne reichlich auf Vollkornprodukte, Soja, Beeren, Kartoffeln, Milchprodukte, Fisch, Geflügel und zahlreiche Gemüsesorten zurückgegriffen werden. Damit füllen Sie Ihre Speicher wieder auf und wenn Sie wissen möchten, ob bei Ihnen tatsächlich ein Mangel vorliegt, so können Sie diesen Wert beim Arzt testen lassen. Der kann Ihnen dann auch zu Magnesiumtabletten raten, falls dafür bei Ihnen tatsächlich Bedarf bestehen sollte.

Wie Sie sehen, spielen eine Menge Faktoren eine Rolle bei der Ausgeglichenheit Ihres Hormonhaushaltes. Während manches davon vielleicht eine ziemliche Veränderung für Sie bedeutet, ist anderes möglicherweise längst Teil Ihres Alltags, fest steht in jedem Falle: Die genannten Maßnahmen tun nicht nur Ihrer hormonellen Ausgeglichenheit einen Gefallen, sondern sind allesamt Teil einer grundsätzlich gesunden Lebensführung. Ob Sport, gesunde Ernährung, Magnesium oder Entspannung – wenn Sie hier auf die empfohlenen Strategien setzen, danken es nicht nur die Hormone, sondern Ihr gesamter Organismus. Und das, wie Sie wissen, kann am Ende den Ausschlag geben dafür, wie gut Sie sich mit Ihrer Endometriose arrangieren können.

VIELE KLEINE STICHE: DIE ERSTAUNLICHEN MÖGLICHKEITEN DER AKUPUNKTUR

Bei der nächsten Möglichkeit zur Verbesserung Ihrer Endometriose-Symptome können Sie sich einfach mal ganz entspannt zurücklehnen. Kein Sport, keine Anstrengung, keine Ernährungsumstellung, stattdessen dürfen Sie passiv bleiben und mal jemanden anderen die Arbeit machen lassen, und zwar Ärzte oder Naturheilpraktiker. Die Rede ist von Akupunktur, einem wichtigen Bestandteil der Traditionellen Chinesischen Medizin, abgekürzt als TCM. Während andere Teildisziplinen dieser Heillehre hierzulande noch eher unbekannt sind, hat sich gerade die Akupunktur bereits weit verbreitet und zählt für viele Menschen zu Verfahren, die prinzipiell in Frage kommen. Die Anwendungsgebiete sind vielfältig und mittlerweile existieren auch erste Studien, die sich mit der Frage nach möglicher Nützlichkeit bei Endometriosebeschwerden befasst. Das Wichtigste vorab: Für viele Patientinnen funktioniert es.

Grund genug also, einen genaueren Blick auf die Methode zu werfen und mögliche Herangehensweisen zu skizzieren. Nadeln in der Haut – das ist die gängige Vorstellung von Akupunktur und während die einen längst darauf schwören, verorten Skeptischere das Konzept eher im Bereich der Esoterik.

Worum genau geht es bei Akupunktur eigentlich?

In der Vorstellung der TCM wird der menschliche Körper entlang zwölf Bahnen, den sogenannten Meridianen, von Energie durchflossen, der Lebensenergie Qi. Die einzelnen Meridiane sind für bestimmte Organsysteme zuständig und versorgen Sie mit Qi. Von dieser Energie hängt in unserem Organismus alles ab, sie versorgt jeden Bereich unseres Körpers mit jener lebensspendenden Kraft, ohne die kein körperlicher Vorgang überhaupt möglich ist.

Sie ist also Leben schlechthin und es ist kein Wunder, dass Störungen in diesem Energiefluss in der TCM als äußerst problematisch angesehen werden. Tatsächlich liegt hier der Lehre zufolge die Ursache jeder Erkrankung. Es wird angenommen, dass Krankheiten letztlich nichts anderes sind als Ausdrucksformen eines gestörten oder blockierten Energieflusses, ganz gleich, ob es nun um eine akute Erkältung, ein Magengeschwür, Schlafstörungen oder chronische Rückenschmerzen geht.

All das bezieht übrigens explizit auch die seelische Ebene mit ein. Nur mit ungehindert fließendem und zuverlässig versorgendem Qi leben wir in psychischer Ausgeglichenheit und Gesundheit, im Umkehrschluss können Blockaden auch im seelischen Bereich für Probleme sorgen. Deshalb bleibt auch das Behandlungsprinzip – so unterschiedlich die Beschwerden sein mögen – gleich, und zwar geht es darum, den Energiefluss mittels gezielter Stimulierung spezifischer Akupunkturpunkte entlang der Meridiane wieder zu normalisieren. Fließt alles wieder frei und ungehindert, legen sich auch die Beschwerden, so die Annahme der TCM.

Wodurch kommt es überhaupt zu Störungen im Energiefluss?

Hierfür kommen einige Auslöser in Betracht, zunächst ganz handfeste, wie etwa Kälte, Hitze oder andere ungünstige Wetterbedingungen, wie Trockenheit oder auch Wind. Aber auch tiefgreifendere Störfaktoren können das Qi in seinem Fluss behindern, ein häufiger Faktor ist falsche, ungesunde Ernährung, ein zweiter wichtiger liegt in psychischen Belastungen. All das klingt plausibel, schließlich entspricht es auch unserem westlich-sachlichen Erfahrungshorizont, dass die genannten Faktoren zu Unwohlsein – in verschiedenster Form und Ausprägung – führen können, und das Konzept des Qi liefert eine anschauliche und nachvollziehbare Erklärung dafür, weshalb wir bestimmte Auswirkungen spüren.

Möglicherweise reicht Ihnen Plausibilität, möglicherweise haben Sie es aber gerne auch ein wenig wissenschaftlicher, also werfen wir einen kurzen Blick darauf, was die aktuelle medizinische Forschung zur Akupunktur zu sagen hat. Aufgrund der rasant steigenden Beliebtheit der Methode in der westlichen Welt ist auch das Interesse an wissenschaftlicher (und nicht zuletzt wirtschaftlicher) Quantifizierbarkeit gestiegen und so liegen mittlerweile zahlreiche Studien für unterschiedliche Bereiche vor. Um hier Übersicht und Ordnung hineinzubringen, hat sich *das Acupuncture Evidence Project* sämtliche Literatur, Übersichten und Studien, die bis 2017 erschienen waren, vorgenommen und festgestellt: Akupunktur wirkt. Bei einigen Beschwerdefeldern, wie etwa Kniearthrose, Schmerzen im unteren Rückenbereich oder Migräne, ließen sich Behandlungseffekte eindeutig belegen und bei vielen weiteren zeichnete sich zumindest ab, dass positive Wirkung eindeutig naheliegt.

Wirkt die Akupunktur denn wirklich bei Endometriose?

Bei der Frage nach dem Wirkmechanismus weicht die Schulmedizin freilich von den fernöstlichen Vorstellungen ab: Abschließend geklärt ist die tatsächlich beobachtete Wirkung noch nicht, der derzeit aktuelle Stand der Studien legt nahe, dass durch die minimalen Gewebeverletzungen Botenstoffe freigesetzt werden, dass Nerven, die Schmerzen leiten, gehemmt werden oder dass der Schlüssel in den Übertragungswegen zwischen zentralem sowie peripherem Nervensystem liegt. Abseits der allgemein gehaltenen Studien zu unterschiedlichen Beschwerdefeldern gibt es auch eine Studie der *Charité Berlin*, die konkret bei der Behandlung von Dysmenorrhoe, also Regelschmerzen, eine beeindruckende Wirksamkeit feststellte: 85 % der befragten Behandelten gaben an, dass sich ihre Beschwerden deutlich gebessert hätten, und zwar hielt diese Veränderung auch bei einer erneuten Befragung nach sechs Monaten immer noch an.

Es ist also naheliegend, anzunehmen, dass auch bei Endometriosebeschwerden eine Linderung möglich sein könnte, und vereinzelte Studienbeobachtungen liegen hierzu bereits vor. So haben sich etwa chinesische Wissenschaftler mit mehreren Studien mit insgesamt 589 Patientinnen beschäftigt, die Ergebnisse ausgewertet und festgestellt, dass die Methode bei Endometriose durchaus Effekte zeigt. So waren zum einen positive Veränderungen beim Wohlbefinden der Studienteilnehmerinnen feststellbar, und zwar verspürten Sie weniger Schmerzen, zum anderen verbesserten sich auch die klinischen Befunddaten. Auch die Betreiber der Endo-App, einer App, die Endometriose-Betroffenen das Leben durch die Bündelung neuester Erkenntnisse, aktueller Therapieoptionen sowie zahlreicher Alltags-Tools erleichtern möchte, sind der Akupunktur-Frage auf den Grund gegangen. Von den befragten Patientinnen, die im Zusammenhang mit ihrer Endometriose bereits Akupunktur-Erfahrungen gemacht haben, bewerteten ca. 24 % sie als „etwas hilfreich“, ca. 16 % als „hilfreich“ und ca. 20 % als „sehr hilfreich“. Ganz offensichtlich liegt also Potenzial in der Methode – Grund genug, es einmal auszuprobieren.

Und wie läuft das dann ab?

Zunächst einmal müssen Sie einen Therapeuten finden, der diese Behandlung anbietet und idealerweise auch mit Ihrem speziellen Einsatzgebiet bereits Erfahrungen hat. Anbieten dürfen die Behandlung in Deutschland Ärzte, Naturheilpraktiker oder Hebammen, sie sind dann in Akupunkturgesellschaften zusammengeschlossen, welche eine genaue Ausbildung verpflichtend machen. Wenden Sie sich also am besten an diese Gesellschaften, etwa die DÄGfA, die

Deutsche Ärztegesellschaft für Akupunktur, und erkundigen Sie sich nach qualifizierten Behandlern in Ihrer Gegend.

Bevor Sie dann loslegen, gibt es noch einen Punkt zu bedenken: Akupunktur ist nicht immer Kassenleistung. Bei bestimmten Diagnosen, wie etwa Kniegelenkarthrose, müssen Krankenkassen die Kosten einer Standard-Akupunktur-Behandlung übernehmen, für die meisten Erkrankungen, wie auch Endometriose, gilt das nicht. Allerdings finanzieren oder bezuschussen manche Versicherer auf Antrag und je nach Fall solche Behandlungen durchaus, gerade, wenn es um langfristige Beschwerden mit starker Einschränkung der Lebensqualität und dürftigen Behandlungsalternativen geht. Es lohnt sich jedenfalls, bei Ihrer Kasse nachzufragen, in welchem Umfang Leistungen eventuell übernommen werden könnten. Dann ist jedoch wichtig, dass Sie sich auch an einen Behandler wenden, der die Genehmigung der Kassenärztlichen Vereinigung hat, denn ansonsten haben Sie keinen finanziellen Ersatzanspruch. Dadurch scheiden Heilpraktiker automatisch aus: Hier müssen Sie Sitzungen grundsätzlich selbst zahlen.

Der Behandlungsablauf hängt dann in erster Linie von Ihnen und Ihrem Befinden ab. Üblich sind insgesamt zehn bis zwölf Sitzungen, die sich meist über fünf bis sieben Wochen erstrecken. Wie rasch die einzelnen Behandlungen aufeinanderfolgen, entscheidet der Therapeut anhand der Veränderungen, die sich in Ihrer Symptomatik einstellen. Ganz zu Beginn erfolgt eine Diagnostik, und zwar nicht anhand der Daten, die Sie vielleicht aus Labor, Gynäkologenpraxis oder Ultraschalluntersuchungen mitbringen, sondern nach den Leitlinien der TCM. Dazu macht der Therapeut sich ein Gesamtbild von Ihren Beschwerden und ordnet sie einzelnen Organkreisen zu. Hauptinformationsquellen sind hier neben Ihren Schilderungen Zunge und Puls, in denen sich der TCM zufolge sämtliche Organe und ihre Störungen widerspiegeln. Schließlich wählt er die entsprechenden Akupunkturpunkte aus. Insgesamt existieren davon mehr als 400 über den gesamten Körper verteilt, die meisten entlang der Hauptmeridiane, einige entlang von Nebenlinien. Daneben besteht die Möglichkeit, Akupunktur sozusagen auf Mikroebene durchzuführen. Beispielsweise die Oberfläche des Ohres wird hier als Repräsentationsfläche aller Organe gesehen, das heißt, auf dem Ohr befinden sich unterschiedliche Bereiche, die den unterschiedlichen Funktionskreisen der Organe zugeordnet werden. So lässt sich durch die sogenannte Aurikulotherapie, die Ohrakupunktur, über etwa 110 Akupunkturpunkte, die nur auf dem Ohr liegen, jedes beliebige Organ im Körper gewissermaßen „stellvertretend" behandeln. Sind die zu nutzenden Punkte bestimmt, sticht der Therapeut feine Nadeln ins Gewebe, je nach Stelle zwischen drei Millimeter und drei Zentimeter tief. Dort verweilen die Nadeln dann etwa 20 bis 30 Minuten, um ihre Wirkung zu entfalten.

Tut das nicht weh?

Diese Frage stellt sich wohl den meisten Menschen vor der ersten Behandlung und zugegeben, die Vorstellung, Nadeln in den Körper gestochen zu bekommen, ist alles andere als verlockend, und den Schmerz, wenn man sich versehentlich am Kaktus sticht oder Blut abgenommen bekommt, kennt schließlich jeder aus eigener Erfahrung. Die Antwort ist jedoch beruhigend: Nein, in den allermeisten Fällen tut Akupunktur nicht weh. Denn die verwendeten Nadeln sind extrem dünn, mit etwa dem Zehnteldurchmesser einer üblichen Stecknadel, und dazu flexibel. Die meisten Menschen spüren das Setzen der Nadeln gar nicht oder kaum, was sich jedoch oft einstellt, ist das sogenannte „Qi-Gefühl". Es bezeichnet unterschiedliche Wahrnehmungen von Kribbeln über Ziehen, Wärmegefühl oder Druck bis hin zu Elektrisiertsein und dient als Indiz dafür, dass der Akupunkturpunkt korrekt lokalisiert wurde und die Lebensenergie nun angeregt wird. Ebenfalls beobachten lässt sich häufiger das Phänomen der Erstverschlimmerung: Hier werden die Beschwerden unmittelbar nach der Behandlung zunächst stärker, klingen dann jedoch bald wieder ab und werden als Zeichen der Wirksamkeit betrachtet.

Gibt es unerwünschte Nebenwirkungen oder Risiken?

Sachkundig durchgeführt ist Akupunktur – das ist mittlerweile gut erforscht – weitestgehend nebenwirkungsfrei. Eventuell können leichte Rötungen rund um die Einstichstelle auftreten oder vereinzelt kleine Blutergüsse, Infektionen sind nur bei unsachgemäßer, nicht steriler Anwendung möglich. Allerdings gibt es ein paar Risikogruppen, bei denen Akupunktur nicht empfohlen wird, wie etwa Patienten mit Blutgerinnungsstörungen oder akuten psychiatrischen Beschwerden. Auch wenn bestimmte Medikamente eingenommen werden oder eine Schwangerschaft vorliegt, muss der Nutzen der Behandlung abgewogen werden, der durchführende Therapeut sollte also grundsätzlich über solche Punkte informiert werden. Für Sie gilt ohnehin: Besprechen Sie eine mögliche Akupunkturbehandlung am besten mit Ihrem behandelnden Arzt, der hat mögliche Kontraindikationen dann sowieso auf dem Schirm.

Und was ist mit Nadelphobikern?

Auch wenn der Gedanke, Nadeln im Körper stecken zu haben, für Sie unerträglich ist, müssen Sie auf die wohltuende Wirkung der Akupunktur nicht unbedingt verzichten. Denn es gibt Varianten der Behandlung, die ohne Nadeln auskommen. Bei der Akupressur etwa werden die Akupunkturpunkte lediglich durch Druck stimuliert, die Moxibustion setzt durch Verbrennen von Beifußblättern auf Erwärmung der Körperstellen und schließlich besteht die Möglichkeit, die Punkte mithilfe von Laserstrahlen oder elektrischer Reizung zu erreichen.

DIE KRAFT DER NATUR: SANFT UNTERSTÜTZEN MIT HOMÖOPATHIE

Vom alternativmedizinischen Ansatz der TCM kommen wir gleich zur nächsten Therapieoption, die abseits der gängigen Schulmedizin für Endometriosepatientinnen in Frage kommen kann: die Homöopathie, also die Behandlung mit bis zur Nicht-Nachweisbarkeit verdünnten Wirkstoffen. Sie erfreut sich hierzulande immer größerer Beliebtheit, sodass sogar einige Krankenkassen mittlerweile Kosten für die Präparate übernehmen.

Wirkt Homöopathie?

Die rein wissenschaftliche Antwort hierauf ist recht eindeutig: Es gibt keinen Beleg dafür, dass Homöopathie wirken könnte. In den verwendeten Mitteln lässt sich keinerlei Wirkstoff mehr nachweisen und somit gibt es nichts, was eine Wirkung verursachen könnte. Auch Studien über die Anwendung bescheinigen keine höhere Wirksamkeit als die von Placebo-Präparaten, völlig wirkstofflosen Scheinmedikamenten. Also alles Unsinn? Ganz so einfach ist es dann doch nicht, denn den nüchtern-schulmedizinischen Befunden steht etwas entgegen, das sich nicht so einfach ignorieren lässt, nämlich die tausendfachen Erfahrungsberichte von Anwendern, die teils erhebliche Effekte bezeugen. Quer durch alle Bevölkerungsschichten hinweg erzählen Menschen davon, dass homöopathische Präparate ihnen bei den unterschiedlichsten Leiden geholfen haben, und zwar teilweise nach langem, beschwerlichem vorhergehenden Krankheits- und Therapieverlauf. Dafür gibt es ein paar mögliche Erklärungen. Zunächst einmal der berühmte Placebo-Effekt, der wesentlich auf der Erwartung des Patienten basierend dann zu Verbesserungen führt. Längst wurde nachgewiesen, dass dieser Effekt nicht nur dann greifen kann, wenn der Patient ahnungslos ist und wie etwa in der Arzneimittelentwicklung üblich darüber im Unklaren gelassen wird, dass er lediglich ein wirkstoffloses Placebo erhalten hat, sondern sogar, wenn er offen über die Placebo-Gabe informiert wird.

Hier spielt dann auch der zweite Erklärungsansatz mit hinein. Der geht nämlich davon aus, dass zwar nicht das homöopathische Medikament an sich helfe, wohl aber die homöopathische Behandlung – und zwar in Form eines aufmerksamen, einfühlsamen Patientengesprächs, bei dem der Therapeut sich ausreichend Zeit für seinen Patienten nimmt und zudem die Erwartung an eine eintretende Wirkung weckt. Denn das ist auch der Faktor, der bei offen gegebenen Placebos zur Wirkung führt: Der Verabreicher sorgt für die Erwartung, dass das Präparat wirken wird, beispielsweise indem er darauf verweist, dass es auch zahlreichen weiteren Menschen schon geholfen hat. Was auch immer es nun ist: Verfechter der Homöopathie schwören auf die positiven Effekte dieser Methode und wenn Sie offen dafür sind, so kann ein Versuch nicht schaden. Denn das ist einer der entschiedenen Vorteile der Mittel: Nebenwirkungen sind nicht zu erwarten.

Wie funktioniert Homöopathie nun genau?

Das ist rasch erklärt. Der Erfinder der Homöopathie, *Samuel Hahnemann*, ein deutscher Arzt des 18. Jahrhunderts, kam zu der These, dass „Gleiches mit Gleichem“ geheilt werden könne, was in etwa der Übersetzung des Begriffs „Homöopathie“ entspricht. Konkret ging er davon aus, dass Beschwerden durch die Gabe eines Stoffes, der ähnliche Beschwerden auslöst, behandelt werden kann, weil hierdurch der Körper eine Art Reiz erhielte, der seine Selbstheilungskräfte in Gang setzen würde. Der reine Stoff – der schon einmal aus Gift, Dreck oder ähnlich bedenklichen Materialien bestehen kann – eignet sich hierfür nicht, da er viel zu heftige, schädliche Reaktionen auslöst, stattdessen wird eine stark verdünnte Form verabreicht. Und das mit der „starken Verdünnung“ wird sehr ernst genommen, denn schließlich wird der Wirkstoff so unendlich verdünnt, dass er auf molekularer Ebene im Endprodukt, also den homöopathischen Globuli oder Tropfen, nicht mehr nachweisbar ist. Das wird auch als *Potenzieren* bezeichnet.

Hier gibt es genauere Angaben, wie gering die Konzentration ist, C steht etwa für Hunderterpotenzen, D für Zehnerpotenzen. Zum besseren Verständnis: Das Präparat Arnica D 12 etwa bedeutet, der Wirkstoff Arnica wurde zwölfmal um das Zehnfache verdünnt – da bleibt am Ende nicht mehr viel übrig. Der Homöopathie-Lehre zufolge ist das auch nicht nötig, denn die eigentliche Heilarbeit wird von den Selbstheilungskräften des Körpers erledigt, angeregt durch die „Information“ der Ursubstanz.

Welche Präparate sind geeignet?

Wenn Sie sich nun dafür entscheiden, mit der Homöopathie Ihrer Endometriose zu Leibe zu rücken, so stehen einige Präparate zur Auswahl, die für dieses Beschwerdebild infrage kommen. Heilpraktiker nennen hier beispielsweise *Kalium carbonicum, Phosphorus, Sepia, Acidum nitricum, Thuja oder Nux Vomica*, allerdings sollten Sie hier nicht einfach zum Nächstbesten greifen. Unter anderem deshalb macht eine homöopathische Behandlung nur Sinn, wenn Sie tatsächlich in Form einer regelbasierten Behandlung erfolgt und nicht als Selbstmedikationsexperiment. Denn die unterschiedlichen Präparate drehen sich zwar alle um Zyklus und damit verbundene Beschwerden, sie machen aber einen großen Unterschied zwischen genauen Ausprägungen von Symptomen. Ob helle oder dunkle Blutung, zu früh einsetzend oder zu spät, Verschlimmerung der Beschwerden bei Kälte, Nässe oder nachts, Begleiterscheinungen wie innere Unruhe oder Wutausbrüche – die korrekte Präparatwahl hängt von einer Vielzahl von Faktoren ab, die der Heilpraktiker in einem ausführlichen Anamnesegespräch klärt. Nur über zahlreiche Fragen, die manchmal auch themenfremd anmuten können, kann er entscheiden, welches Mittel für Sie das richtige ist – und gleichzeitig liegt schließlich in dem ausführlichen Therapeuten-Patienten-Gespräch einer der großen Faktoren, die homöopathische Behandlung so wirksam machen.

Neben diesen klassischerweise verabreichten Präparaten hat außerdem ein ganz besonderes homöopathisches Endometriose-Mittel in jüngster Zeit große Aufmerksamkeit erregt: Die Rede ist von potenziertem Östrogen, also Östrogen, das nach homöopathischen Standards wie beschrieben verdünnt wurde. Eine Studie, die in Bezug auf wichtige Aspekte wie Placebokontrolle, Verblindung (also das Vorenthalten der Information, wer zur Placebogruppe gehört und wer das tatsächliche Präparat erhält) oder statistische Datenauswertung hohe methodische Standards befolgte, stellte eine positive Wirkung um 29 % fest.

Wirkt Homöopathie denn wirklich bei Endometriose?

Die Studie befasste sich mit 50 Frauen, die alle unter Endometriose litten und bereits die üblichen medikamentösen Behandlungen erhalten hatten, jedoch ohne oder zumindest ohne ausreichenden Erfolg. Die Behandlung lief über 24 Wochen hinweg und währenddessen wurden die Häufigkeit und Stärke von Schmerzen im Bereich des Beckens aufgezeichnet. Es zeigte sich, dass die Gruppe derer, die tatsächlich das potenzierte Östrogen erhielten, auf einer bis 50 reichenden Schmerzskala durchschnittlich um 9,93 Punkte abstieg, der Schmerz sich also in Zahlen ausgedrückt um 29 % verringerte.

Dieses Ergebnis gibt Endometriosepatientinnen erheblichen Anlass zur Hoffnung, insbesondere, da es sich hierbei um eine Behandlungsform handelt, die keinerlei unerwünschte Nebenwirkungen mit sich bringt – im Gegensatz zu mancher medikamentösen Standardtherapie. Auch, wenn Sie bislang der Homöopathie gegenüber eher skeptisch sind, lohnt es sich vielleicht, sich auf den Versuch doch einmal einzulassen. Machen Sie sich kundig, ob in Ihrer Umgebung ein Heilpraktiker arbeitet, der sich mit Ihrer Problematik auskennt und Ihnen vertrauenswürdig erscheint, und geben Sie der Sache eine Chance. Möglicherweise wird genau das zu Ihrem persönlichen Gamechanger – oder es verbessert in der Kombination mit den anderen bislang beschriebenen natürlichen Methoden Ihr Wohlbefinden erheblich.

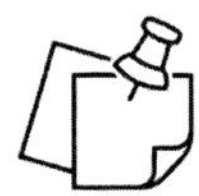

Eine Anmerkung zum Schluss: Die einzige wirkliche Gefahr, die von Homöopathie ausgeht, ist die, dass Patienten sich verleiten lassen, mit Erkrankungen, die von qualifizierten Schulmedizinern behandelt gehören, ganz auf homöopathische Behandlungen vertrauen. Diese sollten aber grundsätzlich nur als ergänzende Methoden zu herkömmlichen Therapieverfahren in Betracht gezogen werden und dann idealerweise in Abstimmung mit Ihrem Arzt. Also sprechen Sie mit Ihrem Gynäkologen über die Sache und betrachten Sie die Homöopathie als einen weiteren Baustein in Ihrem persönlichen Baukasten des Wohlbefindens.

Akute Beschwerden lindern

Alles, was Sie bisher gelesen haben, zielt darauf ab, Ihr Beschwerdebild mit langfristigen und umfassenden Strategien grundlegend zu beeinflussen. Ob Ernährung, Änderungen im Lifestyle oder bestimmte Behandlungsmethoden, hier geht es darum, der Endometriose als Ganzem möglichst effektiv zu begegnen. Daneben gibt es aber ein weiteres Feld, das für Betroffene oder nahestehende Menschen mindestens genauso wichtig ist: Was lässt sich kurzfristig und konkret gegen akute Beschwerden unternehmen? Denn gerade die Schmerzen verlaufen ja oft mit dem Zyklus, das heißt, es gibt Phasen, in denen ein paar SOS-Tricks gerade das Richtige für Sie sind. Deswegen beschäftigen wir uns als Nächstes mit den besten Antworten auf die Frage: Was kann ich jetzt in diesem Moment gegen Schmerzen tun?

BEWEGUNG – AKTIV GEGEN DIE SCHMERZEN

Von der grundsätzlich positiven Wirkung von Bewegung und Sport sind Sie mittlerweile vermutlich überzeugt, tatsächlich kann Ihnen Bewegung aber noch viel konkreter helfen. Grundsätzlich zu unterscheiden ist zwischen Bewegung einerseits und tatsächlichem Sport andererseits und beides kann ihren Teil dazu beitragen, dass es Ihnen im Alltag besser geht.

Zunächst einmal hebt Sport unmittelbar und messbar die Stimmung. Das ist bei Ihrer Erkrankung grundsätzlich wichtig, aber noch viel mehr, wenn Sie gerade eine schmerzintensivere Phase durchleben. Denn es geht nicht nur um Aufmunterung, stattdessen schafft die körperliche Betätigung es auch, direkt Ihren Fokus zu verändern. Durch die Anstrengung bzw. Konzentration in Verbindung mit einer rein körperlichen Aufgabe werden Sie ganz automatisch gezwungen, Ihre Wahrnehmung auf etwas anderes zu richten, und zwar auf etwas ebenfalls Körperliches. Beschleunigter Herzschlag, schnelle, tiefe Atmung, der angenehm-unterschwellige Schmerzreiz der Muskelanstrengung, die Konzentration auf reibungslose Bewegungsabläufe – all das findet notwendigerweise auf einer zutiefst physischen Ebene statt und tritt somit in direkte Konkurrenz zur Wahrnehmung der Endometrioseschmerzen.

Zwei Möglichkeiten der Ausgestaltung bieten sich hier an: Zum einen Sport, der auf große Anstrengung setzt, denn hier verengt das Trainieren im Bereich der Belastungsgrenzen den Fokus auf das unmittelbare Aufrechterhalten der wichtigen Körperfunktionen, also schnelle, heftige Atmung, große Kraftanstrengung, hoher Puls.

Zum anderen bietet sich Sport an, der besondere koordinative Fähigkeiten und Aufmerksamkeit verlangt. Tanzen, Gymnastik, Turnen, Step Aerobic – überall dort, wo genaue Choreografien nötig sind, konzentriert sich Ihr Gehirn darauf, die Abläufe präzise beizubehalten, und bei komplexen Einzelübungen wie etwa Flickflacks oder Ballettfiguren kommt es auf exaktes und perfekt abgestimmtes Abspulen feinster Bewegungsdetails an, sodass in Ihrer Wahrnehmung wenig Raum für etwas Unbeteiligtes wie Schmerzempfinden bleibt.

Wichtig ist an dieser Stelle jedoch: Überfordern Sie sich nicht. In starken Schmerz intensiv hineinzutrainieren, ist grundsätzlich nicht empfehlenswert, also hören Sie auf Ihren Körper und passen Sie das Niveau an. Sie werden von leichten, aber auf Dauer lästigen Schmerzen geplagt? Dann können Sie sich ruhig einmal so richtig verausgaben und den Schmerz eine Weile in den Hintergrund drängen. Erleben Sie stattdessen einen Schmerz-Höhepunkt, möglicherweise gepaart mit starken Blutungen? Dann setzen Sie lieber nicht auf das Maximum, sondern bleiben bei sanfteren Bewegungsalternativen – mehr dazu gleich. Grundsätzlich jedoch sorgt das Zusammenspiel von konkreter Fokussierung auf andere körperliche Reize und dem beim Sport ausgeschütteten Hormoncocktail für Glücksempfindungen dafür, dass Sie Ihre Stimmung deutlich heben können und das wiederum kann sich auf Ihr Schmerzempfinden und die Art, wie Ihr Gehirn den Schmerz bewertet, positiv auswirken.

Und noch ein Punkt spielt gerade bei Endometriose-Patientinnen eine besondere Rolle: Das manchmal komplizierte Verhältnis zum eigenen Körper. Vielleicht kennen Sie selbst Wut oder Enttäuschung gegenüber Ihrem Körper, weil er Sie mit Symptomen plagt und auf eine Art „im Stich zu lassen scheint“. Das ist nachvollziehbar und verständlich, hilft Ihnen aber bei einem konstruktiven Umgang mit der Erkrankung leider überhaupt nicht. Dem kann Sport entgegenwirken, indem er Sie zwingt, Ihren Körper auf eine ganz andere Art wahrzunehmen. Sie empfinden ihn als funktionierende Einheit, können stolz auf erbrachte Leistungen sein und Kontrolle über ihn spüren. Sport kann Schmerz jedoch noch auf konkretere Weise senken. Denn die Wissenschaft geht mittlerweile davon aus, dass die Ausübung von Sport an sich die Bildung bestimmter Botenstoffe des Immunsystems anregt, die als Entzündungshemmer gelten. Welche Rolle Entzündungen bei der Endometriose spielen, wissen Sie schließlich, und darüber hinaus wirken die Botenstoffe, die diese Entzündungen auslösen, ebenso an der Auslösung von Schmerzen mit.

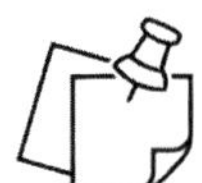

Ob das in der Praxisanwendung klappt und also Training den Schmerz bei Endometriose senken kann, das hat schließlich auch Forscher interessiert und sie haben eine Studie durchgeführt, die Betroffene hellhörig werden lässt. Die Teilnehmerinnen der Studie waren alle von einer milden bis mittelstarken Endometriose betroffen, was durch eine Bauchspiegelung genau diagnostiziert wurde. Acht Wochen lang führten Sie nun im Rahmen der Forschungsarbeit ein genau vorgegebenes Trainingsprogramm durch, das aus unterschiedlichen Komponenten bestand. Teils trainierten die Probandinnen alleine zu Hause, teils unter Anleitung eines Physiotherapeuten, und zwar absolvierten sie einen bunten Mix an Bewegungsformen. Kraft- und Beweglichkeitsübungen waren ebenso Teil des Programms wie Ausdauersport und Übungen für eine gesunde Körperhaltung, daneben wurden auch Entspannungs- und Atemtechniken praktiziert. Das Ergebnis? Bei allen Teilnehmerinnen hatten sich die Schmerzen verringert und nebenher punkteten Sie mit einer verbesserten Körperhaltung.

Jenseits der schmerzsenkenden Wirkung über Botenstoffe, Hormone & Co. besteht noch ein viel einfacherer Zusammenhang: Bewegung löst Verkrampfungen. Das ist Gold wert, denn schließlich ist der Periodenzeitraum die vermutlich schmerzhafteste Zyklusphase für Endometriosepatientinnen und auch gesunde Frauen haben nicht selten mit Regelschmerzen zu kämpfen.

Ursprung dieser Schmerzen sind nichts anderes als Krämpfe, und zwar krampft die Muskulatur der Gebärmutter, um die Schleimhaut loszuwerden, die der Körper nun nicht mehr benötigt. Hier kann Bewegung wahre Wunder wirken, und zwar empfehlen sich insbesondere sanfte Varianten. Jetzt ist nicht die Zeit für Marathon oder Gewichtheben, stattdessen sollten Sie Dinge wie Yoga oder Tai-Chi auf den Plan setzen. Die stimulieren den Blutfluss und können so dafür sorgen, dass die verkrampfte Muskulatur sich entspannt und Ihre Schmerzen deutlich zurückgehen.

Ein Geheimtipp für viele Frauen ist auch Tanzsport, wie etwa Zumba, oder lateinamerikanische Tänze, die auf Bewegungen im Hüft- und Beckenbereich setzen. Hier wird mit Spaß und Leichtigkeit Lockerung in genau die betroffene Körperregion gebracht und die fröhlichen Beats tun ihr Übriges, damit Sie einfach so richtig loslassen und sich amüsieren können.

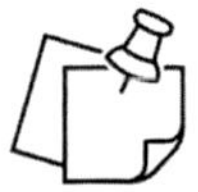

Einen weiteren spannenden Ausblick liefert übrigens eine Studie, die mit Ratten durchgeführt wurde. Gut, 1:1 auf den Menschen übertragen lässt sie sich nicht einfach, aber das entdeckte Prinzip darf durchaus Anlass zur Hoffnung geben. Und zwar wurde Ratten mit Endometriose ein striktes Sportprogramm verordnet, in der Form von Schwimmtraining. Ein Teil der Tiere trainierte kaum, ein Teil dreimal pro Woche und ein Teil fünfmal pro Woche. Die anschließende Untersuchung stellte fest, dass sich bei den drei- sowie fünfmal wöchentlich aktiven Ratten die Endometrioseläsionen deutlich zurückbildeten. Wenn das mal kein Grund ist, sich die Sportschuhe anzuschnallen!

Und was darf es nun am besten sein? Prinzipiell alles, was Ihnen (möglichst viel) Spaß macht. Es gibt keine Sportart, die für Endometriose-Patientinnen per se ungeeignet wäre, und die Erfahrungen sind äußerst unterschiedlich.

Rein medizinisch betrachtet kommt Sportarten, die für Entkrampfung, Lockerung und Entspannung sorgen, eine große Bedeutung zu – hier empfehlen sich etwa **Yoga**, **Tai-Chi**, **Pilates, Tanzen** oder **Aerobic**.

Auch auf dem **Trampolin springen** erweist sich häufig als angenehm. Bezüglich der Cardio-intensiveren Varianten ist **Schwimmen** stets eine tolle Möglichkeit, da hier hohe Anstrengung bei gleichzeitiger Minimierung unerwünschter Belastungen (etwa auf Gelenke) erzielt werden kann.

Joggen kann je nach Typ durch die Erschütterungen gerade während der Zykluszeit als unangenehm empfunden werden. Gesamtgesundheitlich besonders empfehlenswert ist ein bunter Strauß an unterschiedlichsten Aktivitäten, der sowohl Ausdauertraining als auch Kraftübungen, Beweglichkeit und Entspannung beinhaltet.

So könnten Sie etwa
2 x pro Woche eine ½ Stunde schwimmen,
2 x eine ¾ Stunde ein leichtes Tanz- oder Aerobictraining absolvieren oder eine Walking-Einheit einlegen,
1 x pro Woche Kräftigungsübungen durchführen und
täglich 10 Minuten auf Meditation, Entspannungstechniken oder sanftes Yoga setzen.

Dies ist jedoch nur eine Inspiration, in erster Linie kommt es darauf an, womit Sie sich wohlfühlen. Was immer gilt: Nicht übertreiben, auf den Körper hören, das Training an Phasen und Situationen anpassen und im Zweifelsfall ärztliche Rücksprache halten.

Beispiel-Übungen: Krafttraining / Zirkeltraining

Mit einem Zirkeltraining kann man schnell und effektiv den ganzen Körper trainieren. Dabei kann es sich um Kraftübungen, aber auch Stabilisations-, Ausdauer- oder Sprungkraftübungen handeln. Es werden nacheinander verschiedene Übungen absolviert, die typischerweise in einem Kreis aufgebaut sind, daher kommt auch der Name des Zirkeltrainings. Die dynamischen Übungen trainieren viele verschiedene Muskelgruppen, wirken vor allem im Bauchbereich krampflösend und erhöhen gleichzeitig die Pulsfrequenz, sodass gleichzeitig die Fettverbrennung angeregt wird. Die Übungen eines Zirkeltrainings werden in der Regel schnell hintereinander abgearbeitet, mit lediglich kurzen Pausen dazwischen, achten Sie jedoch auf Ihr Körpergefühl und hören Sie auf, wenn Sie nicht mehr können – probieren Sie erst einmal eine Übung pro Tag aus und steigern Sie sich mit der Zeit, sodass die Motivation erhalten bleibt. 😊 Viel Spaß!

Übung 1: Bauch

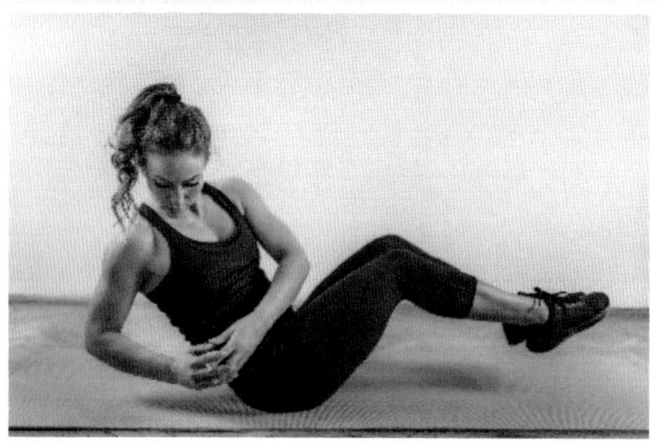

Setzen Sie sich aufrecht auf den Boden. Heben Sie nun die Beine angewinkelt in die Luft, sodass nur noch Ihr Gesäß den Boden berührt. Falten Sie die Hände mit leicht angewinkelten Armen vor dem Oberkörper zusammen. Führen Sie nun die Hände abwechselnd rechts und links an den Beinen vorbei, der Winkel der Arme wird dabei nicht verändert, sodass Sie den Oberkörper auf- und absenken müssen, wie bei Sit-ups. Durch die seitliche Bewegung werden zusätzlich die seitlichen Bauchmuskeln mittrainiert.

Übung 2: Arme

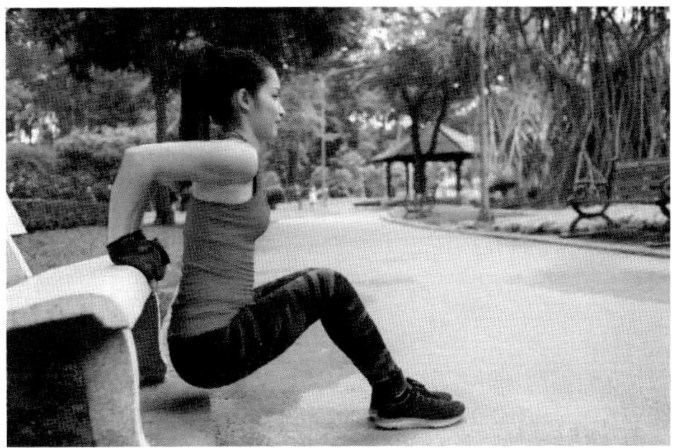

Setzen Sie sich rückwärts vor einen niedrigen Schrank. Stützen Sie sich mit den Händen auf dem Schrank ab und heben Sie Ihren Körper in die Luft. Nur die Fersen sollten jetzt noch den Boden berühren. Bewegen Sie nun Ihren Körper auf und ab, indem Sie die Arme anwinkeln und Ihren Körper dann wieder nach oben drücken. Senken Sie Ihren Oberkörper so weit ab, bis die Oberarme parallel zum Boden sind.

Übung 3: Beine

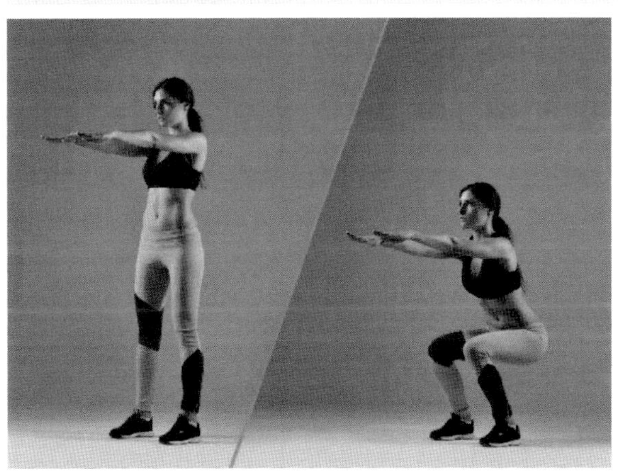

Stellen Sie sich aufrecht hin, die Füße schulterbreit auseinander. Die Arme winkeln Sie am Körper an und halten diese angespannt. Spannen Sie die Bauchmuskeln an und gehen Sie nun langsam nach unten in die Hocke. Versuchen Sie zunächst, nicht zu weit nach unten zu gehen, die Knie sollten in etwa einen rechten Winkel bilden. Drücken Sie sich nun wieder nach oben.

Übung 4: Ganzer Körper

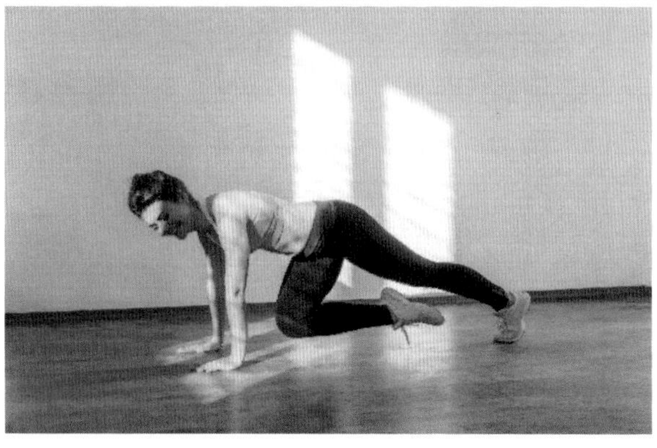

Begeben Sie sich in die Liegestütz-Position. Die Hände stützen dabei das Körpergewicht unterhalb der Schultern. Heben Sie nun das rechte Bein vom Boden und ziehen Sie das Knie an den Körper heran. Achten Sie darauf, dass Ihre Hüfte dabei gerade bleibt und nicht abknickt. Stellen Sie das Bein wieder ab und wiederholen Sie das Gleiche mit dem linken Bein.

Übung 5: Hüfte

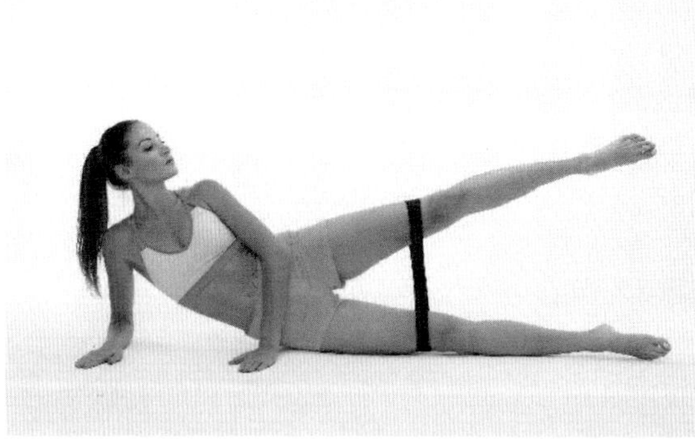

Legen Sie sich auf die Seite. Stützen Sie mit dem unteren Arm Ihren Kopf ab, den oberen Arm stemmen Sie in die Hüfte. Nun heben Sie das obere Bein langsam an und senken es dann wieder ab. Wiederholen Sie diese Übung in den nächsten 45 Sekunden, damit auch das andere Bein trainiert wird.

Übung 6: Beine

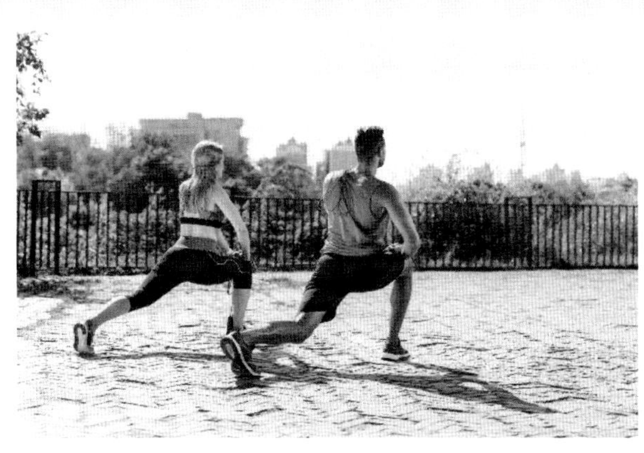

Stellen Sie sich aufrecht an das eine Ende der Matte. Machen Sie nun einen mittelgroßen Ausfallschritt nach vorne. Bewegen Sie Ihren Oberkörper in Richtung Boden, sodass Sie leicht mit dem hinteren Knie den Boden berühren (nicht absetzen). Drehen Sie dabei den Oberkörper leicht in Richtung des vorderen Beins. Die Position kurz halten und dann wieder nach oben drücken und aufrichten. Gehen Sie in die Ausgangsposition zurück und wechseln Sie das Bein.

Übung 7: Ganzer Körper

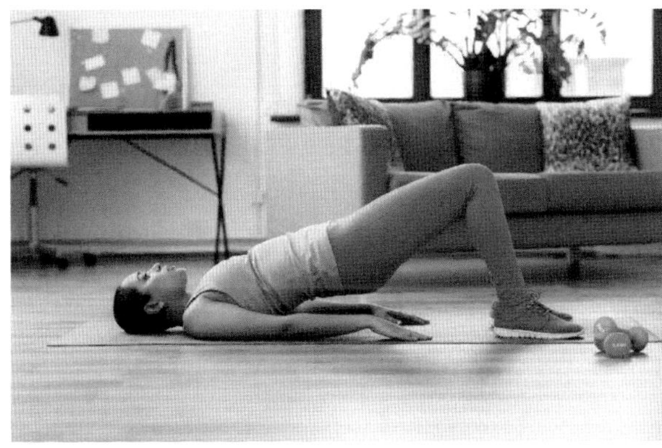

Bei dieser Übung starten Sie in Rückenlage. Sie winkeln beide Beine im rechten Winkel an und heben Ihr Gesäß vom Boden ab. Spannen Sie dabei Bauch und Gesäß an, um eine möglichst gerade Linie mit Ihrem Körper zu bilden. Heben Sie nun ein Bein vom Boden und strecken Sie es nach vorne weg. Achten Sie darauf, dass bei der Übung die Hüfte gerade bleibt und nicht abkippt. Gehen Sie in die Ausgangsposition zurück und wechseln Sie das Bein.

Beispiel-Übungen: Stabilisation

Stabilitätstraining fördert nicht nur eine stabile Körpermitte, sondern es hat auch einen positiven Effekt auf die Körperspannung und die Balance. Besonders werden allerdings Bauch-, Rücken-, Schulter-, Gesäß-, Oberschenkel- und die Hüftmuskulatur gestärkt. Zudem tragen die Übungen dazu bei, die Wirbelsäule zu entlasten, und wirken folglich präventiv gegen Rückenschmerzen – das perfekte Gegenmittel gegen Endoschmerzen!

Schwimmer:

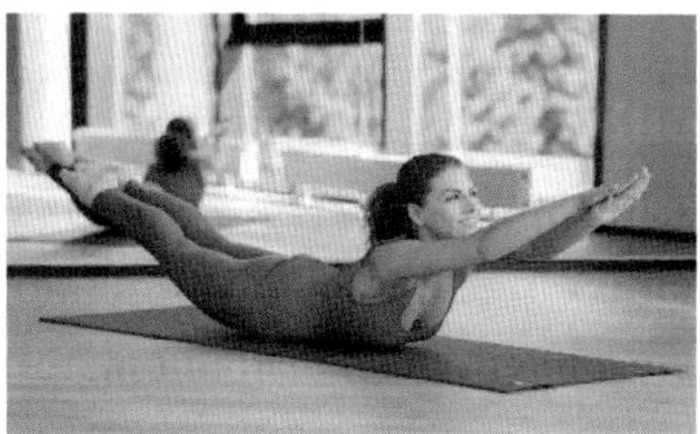

Legen Sie sich in Bauchlage auf die Matte. Heben Sie nun den rechten Arm und das linke Bein gleichzeitig leicht vom Boden ab. Spannen Sie dabei Gesäßmuskel und Rückenmuskulatur an. Halten Sie die Übung 20 Sekunden lang und wechseln Sie dann das Bein und den Arm.

Table Top:

Begeben Sie sich in den Vierfüßler-Stand. Nun heben Sie einen Arm und das entgegengesetzte Bein dazu an. Beide sollen sich waagerecht zum Boden befinden und eine Linie mit dem Körper bilden. Achten Sie darauf, dass die Hüfte nicht abknickt. Halten Sie die Übung für 20 Sekunden und wechseln Sie dann das Bein und den Arm.

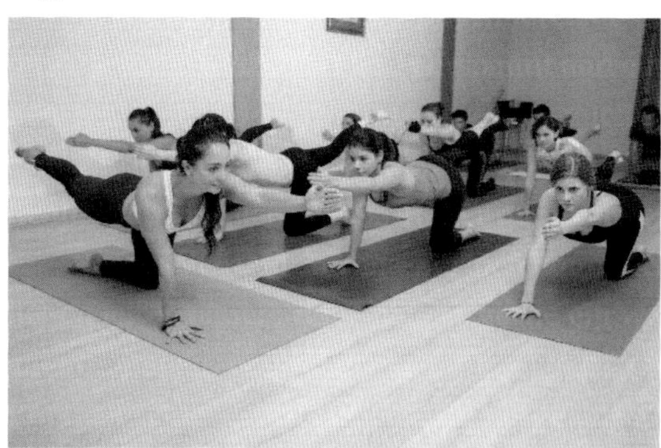

Seitlicher Unterarmstütz:

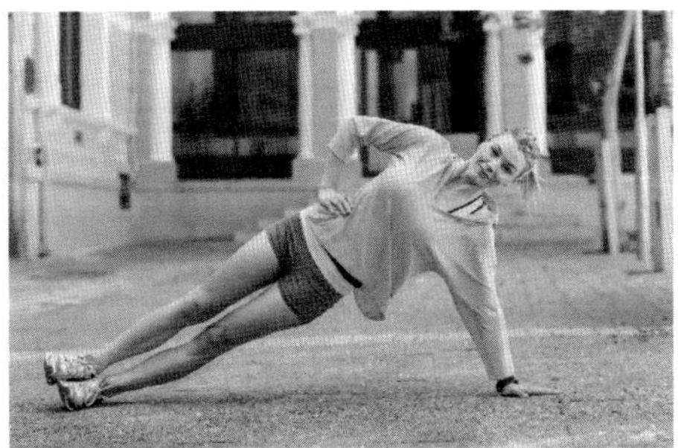

Legen Sie sich seitlich auf die Matte. Stützen Sie nun Ihren Unterarm auf der Matte auf und drücken Sie die Hüfte vom Boden hoch. Lediglich der Unterarm und die Außenseite des Fußes berühren jetzt noch die Matte. Achten Sie darauf, dass Ihr Körper eine Linie bildet und Sie nicht durchhängen. Halten Sie die Übung für 20 Sekunden und wechseln Sie dann die Seite. Fortgeschrittene stützen sich auf ihre Hand.

YOGA – DIE GESUNDHEITLICHE TRUMPFKARTE AUS DER INDISCHEN TRADITION

Yoga ist in den letzten Jahren nicht nur zum weltweiten Gesundheitstrend schlechthin avanciert, sondern wurde auch in diesem Buch bereits mehrfach erwähnt. Beides aus gutem Grund: Im Gegensatz zu anderen – meist kurzlebigen – Hypes handelt es sich bei Yoga um eine jahrtausendelang bewährte alte Praxis, deren Effekte mittlerweile auch wissenschaftlich gut erforscht sind.

Dazu gehören:

- Stressreduktion und damit Verringerung des dauerhaften Entzündungsrisikos,
- Senkung des Blutdrucks,
- positive Wirkung auf das Nervensystem sowie
- psychologische Effekte, z. B. bei Ängsten, Depressionserkrankungen oder auch chronischen Schmerzen.

Und natürlich trainiert es Muskeln, Sehnen, Gelenke, Bänder und Faszien. Die werden gedehnt, flexibel gemacht, entspannt und gekräftigt, je nach praktizierter Form und Übungsauswahl. Dazu kann Yoga quasi jederzeit und überall praktiziert werden, Sie brauchen dazu nichts weiter als eine bequeme Unterlage und das Beste: Yoga kann wirklich jeder machen.

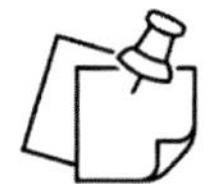

Hier ist besonders festzuhalten, dass es sich bei Yoga nicht einfach um „Sport" handelt, sondern vielmehr spielt der Aspekt der seelischen Ausgeglichenheit eine ebenso wichtige Rolle. Je nach Yoga-Art – ruhiges Hatha-Yoga, sportliches Vinyasa oder stilles Yin – stehen hierbei unterschiedliche Dinge besonders im Fokus, was die Bewegungsform so massentauglich macht.

Wirkt Yoga auch bei Endometriose?

Definitiv. Denn gerade die Mischung aus Entspannung und Bewegung ist perfekt für Schmerzgeplagte, zudem ist belegt, dass regelmäßige Yogapraxis den Hormonhaushalt zu regulieren hilft. Der starke Fokus auf Achtsamkeit und positive Beeinflussung der seelisch-körperlichen Wechselwirkungen kann nicht nur einfach Beschwerden reduzieren, sondern auch für einen ganzheitlich gesünderen und gelasseneren Blick auf den eigenen Körper und die Erkrankung sorgen, und schließlich sorgt der sportliche Aspekt für alle bereits besprochenen erwünschten Wirkungen. Und auch die oftmals von Verklebungen und Verwachsungen betroffenen Bauchbereiche profitieren vom sanften Dehnen und Bewegen und können so entspannt und entkrampft werden. Deshalb können bestimmte Yoga-Übungen gerade auch bei akuten Schmerzphasen für sanfte Erleichterung sorgen, was sie also nicht nur als dauerhafte Praxis empfiehlt, sondern auch als SOS-Helfer qualifiziert.

Bei der Vielzahl an Yoga-Formen können Sie sich zunächst von Ihren Vorlieben leiten lassen. Haben Sie es gerne ein wenig sportlicher, suchen Sie vor allem Entspannung oder möchten Sie sich sanft dehnen und lockern? Viele Praktizierende geben auch an, im Verlauf des Zyklus gerne den Fokus zu verschieben: Meist wird dann während der Periode oder schmerzintensiverer Phasen auf sanfte Varianten gesetzt, die auch die seelisch-spirituelle Komponente in den Vordergrund rücken, und in fitteren Phasen darf es dann ruhig auch ein wenig dynamischer zugehen.

Hier bleibt Ihnen kaum etwas anderes, als selbst einmal zu probieren bzw. mit Erfahrungen, etwa beim Sport, zu vergleichen. Ganz natürlich bieten sich Übungen und Formen an, die sich mit dem Beckenboden- oder allgemein mit dem Abdominalbereich beschäftigen. Wenn Sie schon erste Yoga-Erfahrungen gesammelt haben und nach Übungen suchen, die sich gerade bei Endometriose-Schwierigkeiten anbieten, zielgerichtete Anti-Schmerz-Übungen entdecken oder einfach mal in ein paar Asanas hineinschnuppern wollen, dann können Sie es einmal mit den folgenden Übungen versuchen.

Vorbereitung:
Bereiten Sie für Ihre Übungen eine passende Unterlage vor, etwa eine Yogamatte oder einen Teppich, ziehen Sie sich bequeme Kleidung an, sorgen Sie für eine angenehme Raumtemperatur und dann kann es auch schon losgehen.

Beispiel-Übungen: Yoga

Für die Steigerung des allgemeinen Wohlbefindens und der Gesundheit ist es ratsam, regelmäßige Dehnübungen auszuführen. Dafür eignen sich ganz besonders die Körperhaltungen des Yoga, vor allem die Yoga-Art „**Yin-Yoga**" ist darauf ausgelegt, stagnierende Energien, die für Schmerz und Steifheit sorgen, durch eine tiefe, lang anhaltende Dehnung freizusetzen. Diese Techniken sollen mithilfe von Ruhe und Entspannung den Yang-dominierenden Lebensstil ausgleichen. Zudem setzen sie Energie frei, indem sie das Qi wieder zum Fließen anregen. Yoga besitzt intuitiv einige Qualitäten, die auch das Meridian-Stretching verfolgt. Wie der Name bereits verrät, sollen Energieblockaden durch Flexibilität gelöst werden, indem bestimmte Dehnübungen ausgeführt werden. Je nach gedehntem Körperbereich werden mit der Muskulatur auch die betreffenden Meridiane bewegt, sie werden beispielsweise ausgestreckt, zusammengedrückt, in die Länge gezogen oder geöffnet, sodass sich das Dehnen auf den ganzen Körper, innen wie außen, positiv auswirkt.

Asana: Drache

Der Drache ist eine klassische Haltung des Yin Yogas, die normalerweise für etwa drei bis fünf Minuten lang gehalten wird.

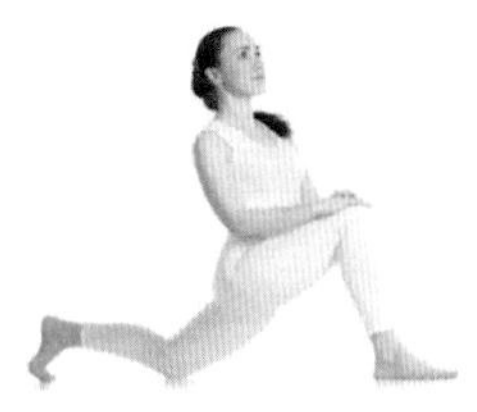

Durchführung:

Dafür kommen Sie zu Beginn der Übung in einen Vierfüßlerstand und positionieren einen beliebigen Fuß vorne zwischen Ihren beiden Händen. Ihr hinteres Knie heben Sie nun etwas an, bringen es ein kleines Stück weiter nach hinten und legen anschließend Ihren Fußspann bequem auf dem Boden ab. Legen Sie Ihre Hände auf Ihren Knien ab und richten Sie sich auf. Ihr Becken fließt dabei so weit nach vorne und unten, bis Sie in der vorderen Seite Ihres hinteren Oberschenkels eine leichte Stimulation spüren können. Anschließend können Sie sich über den Druck Ihrer Hände langsam aufrichten und Ihren Fokus auf Ihren Hüftbeuger richten. In dieser Haltung verweilen Sie nun für etwa drei Minuten. Versuchen Sie dabei, mit jedem Atemzug weiter in diese entspannte Haltung zu sinken. Zum Schluss bringen Sie Ihre Hände langsam zum Boden sowie Ihren vorderen Fuß wieder in die Ausgangsposition. Wenn Sie so weit sind, wechseln Sie die Seite.

Asana: Sphinx

Das Sphinx-Asana dehnt die gesamte vordere Seite des Körpers und kräftigt sowohl Rücken als auch Po.

Durchführung:

Kommen Sie zu Beginn der Übung in Bauchlage und positionieren Sie Ihre Ellbogen unterhalb Ihrer Schultern. Ihre Unterarme sind dabei auf dem Boden nach vorne ausgerichtet. Schließen Sie Ihre Beine und schieben Sie Ihr Schambein in den Boden. Anschließend richten Sie Ihren Oberkörper mit der nächsten Einatmung langsam und kontrolliert auf und halten diese Position für einige Atemzüge. Mit dem nächsten Ausatmen legen Sie Ihren Oberkörper nun wieder langsam ab und entspannen in der Bauchlage.

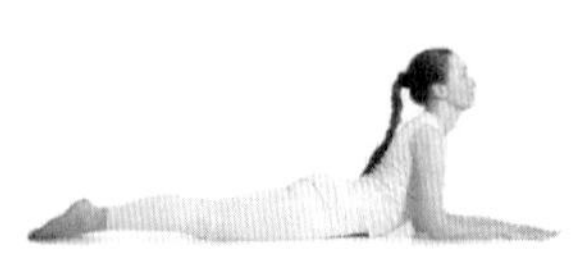

Asana: Königstaube

Das Asana der Königstaube sorgt für eine Öffnung unserer Hüfte und unseres Brustbereiches.

Durchführung:

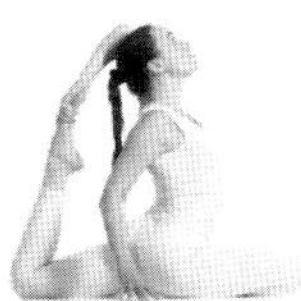

Kommen Sie zu Beginn der Ausführung in einen Vierfüßlerstand und bringen Sie anschließend Ihr rechtes Knie nach vorne. Angewinkelt legen Sie Ihr Bein ab und strecken parallel dazu Ihr linkes Bein nach hinten aus. Ihren rechten Fuß dürfen Sie dabei gerne nahe neben Ihrer Hüfte platzieren oder ihn nach vorne bringen, sodass sich Ihr Schienbein parallel zur Stirnseite des Bodens befindet. Sie sollten unbedingt darauf achten, dass die Ausrichtung Ihrer Hüfte gerade ist und keiner Ihrer Hüftknochen nach vorne oder nach hinten geht. Sollte Ihre Hüfte in der Luft schweben, können Sie sich einfach ein Kissen unterlegen. Nun stützen Sie sich mit Ihrer rechten Hand ab und umgreifen anschließend Ihren hinteren Fuß mit Ihrer linken Hand, wobei Sie Ihr linkes Bein dafür anwinkeln. Wenn Sie weitergehen wollen, können Sie Ihren linken Fuß in Ihre Armbeuge bringen. Anschließend heben Sie Ihre rechte Hand vom Boden ab und umgreifen über Ihrem Kopf Ihre linke Hand. Möchten Sie noch tiefer in die Dehnung gehen, können Sie außerdem Ihren hinteren Fuß mit beiden Händen umfassen und ihn zu Ihrem Kopf führen. Während des Haltens sollten Sie die Öffnung sowohl in der Hüfte als auch in der Brust genießen. Nach etwa drei Minuten kommen Sie dann langsam und konzentriert in die ursprüngliche Position zurück und wechseln die Seite.

Asana: Schmelzendes Herz

Die sanfte Rückenbeuge nimmt direkten Einfluss auf die Intensität der Öffnung des Herzens und regt dabei nicht nur die Durchblutung an, sondern öffnet auch den Schultergürtel, die Hüfte und weitet die Brust.

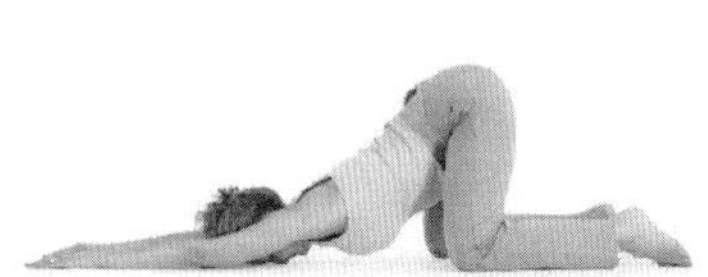

Durchführung:

Starten Sie erneut im Vierfüßlerstand und wandern Sie anschließend rund eine Unterarmlänge mit Ihren Händen nach vorne. Mit dem nächsten Ausatmen ziehen Sie Ihr Becken zurück über Ihre Knie und senken währenddessen Ihren Oberkörper ab, wobei Ihr Herz zum Boden sinkt. Ihr Kinn bzw. Ihre Stirn können Sie einfach ablegen, wobei Ihre Ellbogen den Boden jedoch nicht berühren. Mit jeder neuen Ausatmung drücken Sie Ihre Hände ein Stück weiter in den Boden und schieben Ihr Herz etwas näher in die Richtung des Bodens. Ihren Brustkorb bringen Sie so weit wie möglich nach unten. Sie sollten jedoch darauf achten, dass Ihr Gesäß parallel zu Ihren Knien bleibt. Nun atmen Sie tief ein und halten diese Position für etwa drei Minuten. Anschließend bringen Sie Ihr Gesäß langsam und kontrolliert auf Ihre Fersen und lösen das Asana auf.

Herabschauender Hund

Der herabschauende Hund ist ein echter Klassiker unter den Asanas im Yoga, weil er wirklich vielschichtig ist. So dehnt er nicht nur den Rücken, die Schulter, den Nacken und die Oberschenkelrückseite, sondern löst gleichzeitig auch Verspannungen auf. Währenddessen sind sowohl die Beine als auch der Core-Bereich sowie die Arme aktiv. Trotzdem kann man sich zur selben Zeit hervorragend auf den eigenen Atem konzentrieren, wodurch das Asana die perfekte Kombination von Anspannung und Entspannung darstellt.

Durchführung:

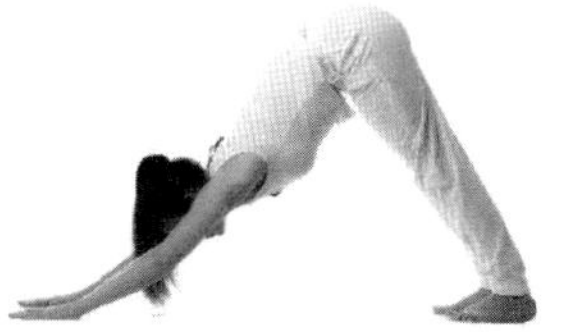

Kommen Sie zu Beginn der Ausführung in den Liegestütz und pressen Sie Ihre Hände fest in den Boden. Nun schieben Sie Ihr Gesäß Richtung Decke und bringen dabei Ihre Fersen nach unten und nach hinten in die Richtung des Bodens. Falls Ihnen die Dehnung in der Rückseite Ihrer Beine zu intensiv sein sollte oder Sie ein unangenehmes Gefühl in Ihrem Rücken verspüren, können Sie Ihre Knie beugen. In jedem Fall sollten Sie darauf Acht geben, dass Sie Ihre Schultern entspannen. Das gelingt Ihnen, indem Sie sie weit von Ihren Ohren wegbringen und Ihre Schulterblätter bewusst auseinanderziehen. Auch Ihr Nacken ist entspannt, wobei Ihr Blick zwischen Ihre Füße wandert. Nun halten Sie diese Position für einen Moment und konzentrieren sich währenddessen vollkommen auf Ihren eigenen Atem.

Tipp: Versuchen Sie, Ihren Fokus vor allem auf Ihre Rumpfstreckung zu richten, und verteilen Sie Ihr Gewicht gleichermaßen auf Ihren Händen und Ihren Fingern, um eine Überlastung Ihrer Handgelenke zu vermeiden. Dafür pressen Sie Ihre Fingerkuppen ganz bewusst in den Boden.

Die hier vorgestellten Übungen geben nur einen winzigen Ausschnitt dessen wieder, was mit Yoga-Praxis möglich und zu erreichen ist. Ganz besonders wichtig ist in diesem Zusammenhang auch die psychische Komponente: Wenn Sie durch regelmäßiges Üben Entspannungs- und Meditationstechniken nicht nur erlernen, sondern fest etablieren, können Sie darauf auch im akuten

Bedarfsfall ganz einfach und schnell zurückgreifen. Darüber hinaus wird langfristig nicht selten ein ganz neuer Blick auf den eigenen Körper, die Endometriose und das ganze Leben möglich, ein Phänomen, von dem Yoga-Praktizierende mit den verschiedensten Erkrankungen oft berichten.

Yoga entfaltet seine volle Wirkungsmacht in der ganzheitlichen Praxis. Das heißt, um wirklich langfristig und dauerhaft in den Genuss der positiven Effekte zu kommen, etablieren Sie am besten eine umfassende Yoga-Routine mit regelmäßigen und gut strukturierten Einheiten, bei denen die körperlichen und seelischen Aspekte zusammen mit der Atmung in optimal austariertem Verhältnis berücksichtigt werden.

Wenn Yoga bisher in Ihrem Leben noch keine Rolle gespielt hat, werden Sie sich eine solche Routine kaum aus dem Ärmel schütteln können. Zielführend ist es hier in jedem Falle, wenn Sie sich zumindest für den Einstieg in die Hände von Profis begeben, und das ist heutzutage keineswegs kompliziert. Fitnessstudios, Hochschulsport, Yoga-Schulen, VHS-Kurse – nur eine kleine Auswahl an leicht zugänglichen und niederschwelligen Möglichkeiten, Yoga regelmäßig zu praktizieren oder erst einmal hineinzuschnuppern.

Übrigens gibt es für viele zertifizierte Angebote mittlerweile Zuschüsse von der Krankenkasse und gerade bei langfristigen Mitgliedschaften etwa im Fitnessstudio halten sich die Kosten ebenfalls sehr in Grenzen.

Weitere Yoga-Übungen finden Sie beispielsweise unter:
* yogaworld.de (Asana-Finder)
* yogaeasy.de (Hier finden Sie übrigens auch ganze geführte Yoga-Einheiten zu bestimmten Themen, wie etwa Yoga bei Menstruationsbeschwerden)

WOHLTUENDE WÄRME

Wärmebehandlung klingt einfach und ist es auch. Je nach Ausprägung der Endometriose bzw. je nach genauem Grund für die Schmerzen kann sie absolut hilfreich sein – und zwar gerade im akuten Bereich. Die klassische Wärmflasche bei Regelschmerzen hat wohl jede Teenagerin schon einmal ausprobiert und oft lassen sich damit leichte Schmerzen auch ausreichend behandeln.

Wie sieht es nun damit bei der Endometriose aus? Prinzipiell ganz gut. Auch hierzu wurden Patientinnen befragt und die gaben eine ziemlich klare Antwort: Ca. 56 % empfanden Wärmeanwendung als sehr hilfreich, ca. 25 % als hilfreich und ca. 13 % immerhin als etwas hilfreich. Die Wahrscheinlichkeit, dass Sie davon profitieren, ist also recht hoch – aber welcher Mechanismus greift hier eigentlich?

Wärme kann bei Endometriose über drei Wege positive Wirkung haben. Zunächst einmal wirkt sie **krampflösend** und **entspannend**. Schmerzen, die also durch verkrampfte Muskulatur der Gebärmutter entstehen, können sich lockern. Daneben bringt Wärme auch auf physikalisch-chemischer Ebene Schwung in die Sache, denn sie **weitet die Blutgefäße**. Dadurch steigert sich die Durchblutung, das Blut zirkuliert stärker und kann so einige wichtige Aufgaben besser erledigen, nämlich den Abtransport von Stoffen, die den Schmerz befördern – aber auch die Anlieferung von Sauerstoff und weiteren wichtigen Stoffen, die der Körper benötigt, um vor Ort „Reparaturarbeit" zu leisten. Außerdem können Sie mit dem Wärmereiz Ihren Körper gewissermaßen hinters Licht führen: An der betroffenen Körperpartie steht auf einmal nicht mehr der Schmerzreiz im Vordergrund, sondern stattdessen das aktuellere und unmittelbarere Signal „Hitze". So ist Ihr Gehirn zunächst einmal vordergründig mit der **Verarbeitung dieses neuen Reizes** beschäftigt, Sie spüren den Schmerz nicht mehr so stark und so wird Entspannung ermöglicht.

Bei Wärme geht übrigens mehr als nur die Flasche mit heißem Wasser. Viele Frauen empfinden die besondere Wärme von Kirschkern- oder Getreidesäcken als sehr wohltuend, darüber hinaus können Sie auch mit Wärmepflastern arbeiten. Auch Heizkissen sind eine gute Möglichkeit, bei ihnen liegt der Vorteil darin, dass sie bequem auch am Rücken angewandt werden können. Fangopackungen oder Anwendungen mit Moor, wie sie aus Spa-Einrichtungen bekannt sind, gibt es ebenfalls für zuhause und in letzter Zeit erobern verstärkt elektrisch betriebene Pads den Markt.

Diese zielen auf Frauen mit Regelschmerzen ab und kommen oft mit einer Doppelfunktion: Sogenannte TENS-Technologie, *transkutane elektrische Nervenstimulation*, lindert mittels elektrischer Reize zielgenau Schmerzen in dem Bereich, auf dem das Pad aufgebracht wird, und die zuschaltbare Wärmefunktion macht die Sache noch angenehmer. Wenn Sie ein solches Pad nutzen wollen, sollten Sie jedoch zuerst mit Ihrem Arzt darüber sprechen, ob es für Sie und Ihr Beschwerdebild auch tatsächlich geeignet ist.

Ansonsten gibt es bei Wärmeanwendungen nur wenig zu beachten. Passen Sie auf, dass Sie nicht zu starke Hitze anwenden und damit Verbrennungen riskieren. Das geschieht besonders leicht bei langanhaltender und häufiger Anwendung, denn hier gewöhnt sich die entsprechende Hautpartie an die Temperatur und Sie werden verleitet, die Hitze immer weiter zu steigern. Ohnehin sollten Sie es mit Dauer und Häufigkeit nicht übertreiben, sonst wird der Bereich irgendwann schmerzempfindlicher. Vermeiden Sie ebenfalls direkten Kontakt von etwa Wärmflasche und Haut und legen Sie stattdessen ein Tuch unter. Wenn Sie auf Pflaster setzen, vermeiden Sie Produkte, die auf Chiliextrakt (Capsaicin) setzen, denn das ruft bei einigen Menschen höchst unangenehme Hautreizungen hervor.

IN TRANCE: HYPNOTHERAPIE ALS UNTERSTÜTZUNGSBEHANDLUNG

Bei dem Vorschlag, sich ihrer Endometrioseproblematik doch einmal mit Hypnose anzunähern, reagieren viele Frauen erst einmal ablehnend. Und vielleicht verorten auch Sie diese Idee endgültig im Hokuspokus-Bereich – damit tun Sie ihr allerdings Unrecht. Denn die Hypnotherapie ist mittlerweile eine etablierte und gut erforschte Therapiemethode, die bei unterschiedlichsten Störungsbildern mit großem Erfolg angewendet wird. Gerade bei Schmerzpatienten – zu denen Sie mit Endometriose durchaus auch zählen können – kann sich hier durch einen völlig neuen Problemzugang grundlegende Besserung einstellen. Mit dem, was sich viele Menschen landläufig unter Hypnose vorstellen, hat sie übrigens nichts zu tun, die willenlos gemachte Marionette, die sich auf der Bühne von Show-Hypnotiseuren zum Affen machen lässt, dürfen Sie getrost ins Reich der Fantasie verschieben.

Hypnose als klinisch anerkanntes Verfahren arbeitet damit, Trancezustände bewusst herbeizuführen.

Und auch an dieser Trance ist nichts übersinnlich oder unheimlich, denn es handelt sich dabei um nichts anderes als einen der Zustände, die dem Menschen in die Wiege gelegt sind.

Schlafen, Träumen, Wachen, Trance – diese Dinge gehören zum Standardrepertoire menschlichen Verhaltens und tatsächlich geraten die meisten Menschen häufig in Trance, ohne sich dessen überhaupt bewusst zu sein. Ein typisches Beispiel ist, wenn Sie auf der Arbeit in einen regelrechten Flow geraten. Sie kennen vielleicht diese Tage, wo Sie nicht so recht Lust haben, sich schwer motivieren können und leicht ablenken lassen und irgendwann – zack! – ist Mittagspause und Sie gucken erstaunt auf die Uhr und stellen fest, dass Sie auf einmal unbemerkt zwei Stunden so richtig konzentriert durchgearbeitet haben. Nichts anderes als eine ganz alltägliche Form der Trance ist Ihnen hier begegnet und in der Hypnotherapie geht es nun darum, zu lernen, die gezielt zu nutzen.

Zum einen können in diesem Zustand Fähigkeiten, Kenntnisse und Wissen abgerufen werden, die unbewusst zur Verfügung stehen, von denen der Patient jedoch nichts weiß oder keinen bewussten Zugriff darauf hat.

Zum anderen – und hier wird es für Schmerzpatienten interessant – können Sie so Ihr Schmerzerleben aktiv regulieren. Im Gegensatz zu Maßnahmen, die etwa den schmerzauslösenden Faktor bekämpfen – Entzündungen, Krämpfe etc. – und somit bewirken, dass der Schmerz nicht mehr ausgelöst wird, kommen Sie hier gewissermaßen aus der entgegengesetzten Richtung und greifen dort an, wo der Schmerz eigentlich entsteht, nämlich im Gehirn. Und hier spielt ein sich selbst verstärkender Kreislauf aus Stress, Anspannung und Schmerzwahrnehmung eine große Rolle, den Sie in Hypnose bzw. Trance unterbrechen können. Denn in diesem Zustand regulieren sich wichtige Mechanismen von selbst, etwa das Immun- und Hormonsystem, aber eben auch der Stressmechanismus. Zudem ändert sich die Wahrnehmung von Schmerzen, unabhängig davon, ob der Schmerzauslöser weiter besteht. Bei der Hypnotherapie erlernen Sie nun mit der Unterstützung des Therapeuten, diese hilfreichen Trancezustände bewusst und aktiv einzuleiten und für Ihre Zwecke zu nutzen.

Diese Fähigkeit kann Ihnen im Hinblick auf die Endometriose übrigens auch abseits der reinen Schmerzbekämpfung sehr nützlich sein. Denn wenn beispielsweise Operationen oder größere Untersuchungen anstehen, Sie wichtige Befunde erwarten oder mit Empfängnisproblemen kämpfen, so spielen auch hier jede Menge Angst und Stress eine große Rolle. Auch hier kann Ihnen die Trance eine große Hilfe sein, einerseits, um aktiv Beruhigung und Entspannung herbeizuführen, andererseits jedoch auch, um sich konstruktiv und psychologisch fundiert mit den eigentlichen Auslösern zu beschäftigen.

Bleibt noch die Frage nach der Finanzierung. Hypnotherapie als Teil einer Verhaltenstherapie ist Kassenleistung, allerdings bleibt Ihnen dann nur ein kurzer Zeitraum nach der eigentlichen Therapie für die Hypno-Arbeit. Sinnvoller ist reine Hypnotherapie, die müssen Sie jedoch in der Regel selbst finanzieren. Manche Privatversicherer zeigen sich hier jedoch kulant und sind auf Anfrage bereit, die Kosten zu übernehmen. In jedem Falle lohnt sich hier die Rücksprache mit Ihrer Versicherung und möglicherweise können Sie sich zumindest einen Zuschuss sichern.

Beispiel-Übung: Macht über körperliches Empfinden

Schmerz hat viele Dimensionen. Je nach Situation gibt es Schmerz, der lange Zeit erträglich ist, und anderen, der besonders groß ist, wenn es keine Ablenkung gibt. Die Wahrnehmung von Schmerz hängt zu großen Teilen vom Denken und Fühlen ab. Doch man ist Schmerzen nicht hilflos ausgeliefert, sondern kann mit ihnen umgehen, sie beeinflussen und erträglicher machen, wenn man sie versteht. Durch autogenes Training wird der Körper, auf Grundlage von Autosuggestionen, in einen Entspannungszustand versetzt, um körperliche Empfindungen aktiv zu kontrollieren.

Autogenes Training – Wärmeübung & Sonnengeflechtübung

https://bit.ly/3Fy0vws
Link oder QR-Code
zum Audio-Guide

In dieser Übung werde ich dich anleiten, selbst Wärme in deinem Körper zu erzeugen. Dazu nutzen wir die Wärme- und die Sonnengeflechts-Übung. Lasse dich einfach von meiner Stimme anleiten und sprich die Autosuggestionen im Geiste mit. Bleibe ansonsten völlig passiv und nimm einfach nur wahr, was geschieht, ohne es zu bewerten. Schließe nun deine Augen und lasse all deine alltäglichen Sorgen und Gedanken los. Dein Alltag entfernt sich immer weiter von dir und vor deinen Augen formt sich langsam ein inneres Bild.

Du liegst oder sitzt ganz entspannt in einer Badewanne. Das Wasser hat die perfekte Wohlfühltemperatur für dich und umschmeichelt sanft deine Haut. Du fühlst dich geborgen und dieses Gefühl wird noch verstärkt durch die Atmosphäre, die im Raum herrscht. Draußen vor dem Fenster herrscht Dunkelheit und der Raum ist in weiches Kerzenlicht getaucht, das in sanften

Strahlen von unzähligen Teelichtern und Kerzen unterschiedlichster Größen entweicht. An den Wänden entsteht durch das flackernde Licht ein Schattentheater, während von draußen das beruhigende Geräusch eines Sommerregens durch das geöffnete Fenster hereindringt. Du lässt dich jetzt einfach in das warme Wasser hineinsinken und lässt alle Anspannung los.

Atme jetzt tief durch die Nase in deinen Bauch hinein und halte den Atem kurz an. Und jetzt langsam durch die gespitzten Lippen wieder ausatmen. Dabei konzentrierst du dich vollständig auf das Gefühl, wie die Luft deinen Bauchraum erfüllt und ihn wieder verlässt. Und gleich noch einmal, tief durch die Nase einatmen – halten – und langsam durch die gespitzten Lippen wieder ausatmen. Atme jetzt wieder ganz normal, einfach ruhig und tief in den Bauch hinein, und fühle, wie sich die Anspannung in deinem Körper bereits zu lösen beginnt.

6 x „Ich fühle mich gelassen und entspannt. In mir herrschen Stille und Frieden."

Lasse deine Aufmerksamkeit nun wieder zu deinem rechten Arm wandern. Nimm ihn einfach ganz in Ruhe wahr, spüre die Muskeln und Gelenke und nimm dabei einfach nur wahr. Du musst nichts verändern oder bewerten. Sprich mir nun in Gedanken nach:

6 x„Mein rechter Arm ist strömend warm."

Dein Fokus wandert nun hinüber in den linken Arm, den du nun auch erst einmal nur bewusst wahrnimmst. Sprich mir nun nach:

6 x„Mein linker Arm ist strömend warm."

Konzentriere dich nun auf dein Sonnengeflecht oder deinen Solarplexus, das ist ein Punkt in der Mitte deines Körpers. Du findest diesen Punkt etwa eine Handbreit oberhalb deines Bauchnabels. Es ist die Stelle, die sich in deinem Bauch irgendwie verkrampft anfühlt, wenn du unter Anspannung stehst, und es ist auch die Stelle, an der die Schmetterlinge tanzen, wenn du verliebt bist.

Lasse an dieser Stelle nun eine kleine Sonne entstehen, die sich tief in deinem Inneren befindet und von dort aus ihre Wärme in den gesamten Körper pumpt. Lasse diese Sonne langsam wachsen, bis sie deinen gesamten Körper einhüllt, erleuchtet und wärmt. Sprich mir nun im Geiste nach:

6 x„Mein Sonnengeflecht ist strömend warm."

Lasse deine Aufmerksamkeit jetzt zu deinem rechten Bein wandern und nimm es einfach nur wahr. Sprich mir jetzt wieder in Gedanken nach:

6 x„Mein rechtes Bein ist strömend warm."

Du erreichst nun die letzte Station auf dieser Reise, indem du deine Aufmerksamkeit auf dein linkes Bein richtest. Lasse deinen Geist dort einfach verweilen und sprich mir nach:

6 x„Mein linkes Bein ist strömend warm."

Wandere jetzt noch einmal in Gedanken durch deinen gesamten Körper und genieße die wohltuende Wärme, die sich vom Bauchraum und den Extremitäten ausbreitet und dich immer stärker erfüllt. Atme gemeinsam mit mir noch einmal tief durch die Nase in den Bauch hinein, halte den Atem kurz und atme dann langsam durch die gespitzten Lippen wieder aus. Sprich mir noch einmal nach:

6 x „Ich bin vollkommen ruhig und entspannt."

Ich werde diese Übung jetzt beenden, indem ich dich wieder zurück ins Hier und Jetzt hole. Spanne nun die Muskulatur deiner Arme und Beine fest an und forme dabei mit den Händen eine Faust. Wenn ich gleich herunterzähle, zählst du in Gedanken mit und sprichst mir im Geiste nach. Wenn wir bei null angekommen sind, lässt du die Anspannung los, klatschst einmal kräftig in die Hände und öffnest deine Augen.

„Drei – Ich verbinde mich wieder mit meinem Alltag."
„Zwei – Ich fühle mich erfrischt, ich bin ganz da."
„Eins – Wenn ich die Augen öffne, fühle ich mich fit und aktiv."
„Null – Ich bin zurück, ich fühle mich gelassen und voller Energie."

DEN SCHMERZ WEGATMEN: MIT ATEMTECHNIK ZU MEHR WOHLBEFINDEN

Hebammen können ein Lied davon singen: Ja, die richtige Atemtechnik kann schmerztechnisch Wunder wirken, genau deshalb ist sie Teil von jedem Geburtsvorbereitungskurs. Schwangere lernen hier, durch spezielle Atmung den Wehenschmerz zu lindern und gleichzeitig den Vorgang der Geburt an sich zu unterstützen. Während der zweite Teil bei Endometriose hinfällig ist, könnte man sich den ersten doch vielleicht zunutze machen? Ja, das geht. Mit bestimmten Atemübungen bzw. Techniken können Sie gezielt den gesamten Körper entspannen und dadurch auch akute Schmerzen lindern.

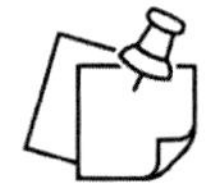

Nur am Rande erwähnt: Yoga, Pilates, Meditation und viele weitere Systeme setzen seit Jahrtausenden ebenfalls ganz selbstverständlich auf die Wirkung des Atems und korrekte Atemtechnik ist ein unverzichtbarer Bestandteil der regelmäßigen Praxis. Warum? Weil sich erst mit dem Atmen die volle Wirkung der Übungen entfalten kann – ein deutlicher Indikator dafür, wie entscheidend die Art des Atmens tatsächlich ist.

Die grundlegendste und einfachste Form der Atemtechnik besteht daraus, etwas bewusst und vorsätzlich zu tun, was in unserer Natur eigentlich angelegt ist: tief in den Bauch atmen, wie wir es auch im Schlaf tun. Im stressigen Alltag, behindert durch schlechte Körperhaltung und womöglich noch eingeschränkt durch bestimmte Erkrankungen oder starkes Übergewicht, ist von dieser Atmung jedoch meist nicht viel zu sehen. Stattdessen atmen wir nur in den Brustkorb oder lediglich flach in den Bauch.

Versuchen Sie doch einmal, immer wieder – möglichst plötzlich und aus dem Nichts – Ihren Atem, wie Sie ihn in diesem Moment ganz unwillkürlich durchführen, zu beobachten. Sie werden schnell feststellen, dass die tiefe Bauchatmung vermutlich die Ausnahme ist, und damit können Sie ganz schnell aufräumen.

Übung: Grundlegende Atmung

Am leichtesten geht es, wenn Sie sich dazu auf den Rücken legen und die Hände auf dem Bauch positionieren. So spüren Sie durch Heben und Senken der Bauchdecke, ob die Luft wirklich dorthin gelangt, wo sie es soll. Atmen Sie dann in bewussten Zügen, langsam und tief durch die Nase ein, langgezogen und ebenfalls sehr langsam durch den Mund wieder aus. Versuchen Sie, die Luft aktiv in den Bauch zu „saugen", das verlangt auch von der Bauchmuskulatur Mitarbeit, was sich langfristig positiv auf die Haltung und Atmung auswirkt. Das war's auch schon – so einfach ist die grundlegende Atmung, die bewusst eingesetzt für eine Entspannung der Muskulatur sorgt und dadurch bereits den Schmerz lindern kann. Das können Sie übrigens gar nicht oft genug machen: Am Schreibtisch, auf der Couch, während Sie Wäsche zusammenlegen oder Paprika schneiden, wenn Sie im Bus sitzen oder an der Kasse warten – lenken Sie einfach möglichst oft den Fokus auf Ihren Atem und befolgen Sie die beschriebenen Regeln. Darüber hinaus gibt es noch ein paar konkretere Übungen, die Sie mit Ihrem Atem gegen akute Schmerzen einsetzen können oder idealerweise auch schon als Vorbereitung praktizieren, wenn eine vermutlich schmerzintensivere Phase vor der Tür steht. Grundlage bleibt stets die soeben erläuterte Atemtechnik.

1. Atemübung

Für die erste Übung stellen Sie sich etwa hüftbreit hin und schließen Ihre Augen. Atmen Sie anschließend – wie beschrieben: durch die Nase, tief, in den Bauch – ein und heben Sie dabei die gestreckten Arme über den Kopf. Bei der Ausatmung – nach bewährtem Schema: langsam, gleichmäßig, durch den Mund – führen Sie die Arme in einer ruhigen Bewegung wieder nach unten.

2. Atemübung

Für die zweite Übung stellen Sie sich etwas breiter auf, um für ausreichend Stabilität zu sorgen, und gehen ebenfalls mit geschlossenen Augen vor. Halten Sie nun Ihre Handflächen vor der Brust so aneinander, wie man es vom Beten kennt, und führen Sie die so zusammengelegten Hände während der Einatmung über den Kopf nach oben, neigen Sie sich leicht nach hinten, wobei auch der Kopf ein wenig in den Nacken gelegt wird, gerade so, als würden Sie nach oben schauen. Während der Ausatmung lösen sich nun die Hände voneinander und die Arme bewegen sich seitlich am Körper hinab wieder nach unten.

3. Atemübung

Für Übung Nummer drei stellen Sie sich mit noch weiter geöffneten Beinen hin und schließen erneut die Augen. Während Sie einatmen, lassen Sie nun langsam und bedächtig die Hände an Ihrem Körper entlang nach oben gleiten und visualisieren, wie Sie auf diese Weise den Schmerz „aus dem Körper mitnehmen". Beim Ausatmen werden Sie den mitgenommenen Schmerz nun los: Lassen Sie Arme und Rumpf nach vorne fallen, sodass sie zwischen den Beinen nach unten baumeln, und schütteln Sie Oberkörper und Arme leicht. Auf diese Art „schütteln" Sie gewissermaßen den Schmerz ab, atmen ihn aus, und unterstützen können Sie die Ausatmung mit einem langgezogenen, entspannenden „Ohoooooh"-Laut.

Es empfiehlt sich als Übungszyklus, diese drei Übungen nacheinander auszuführen, und zwar jede Übung dreimal, anschließend wechseln Sie zur nächsten. Den Kreislauf können Sie beliebig oft wiederholen und die Methode wirkt gleich doppelt: Zum einen atmen Sie aktiv gegen den Schmerz an und in die Entspannung hinein, zum anderen richten Sie ganz nebenbei Ihren Fokus auf etwas anderes als die Schmerzwahrnehmung. Übrigens: Verbinden Sie das Ausatmen gerne auch mit „Ah"-Lauten – denn der lockere Unterkiefer entspannt interessanterweise auch den Beckenboden.

Partnerschaft, Sex und Liebe mit Endometriose

Der letzte Teil dieses Buches widmet sich einem ganz anderen Thema, einem, das Betroffenen auf beiden Seiten meist mindestens so sehr unter den Nägeln brennt wie die rein medizinischen Fragen. Es geht darum, welche Auswirkungen die Endometriose auf Partnerschaftlichkeit, Liebe, Intimität, Familienplanung und viele weitere Dinge hat – und gerade hier sind die Erfahrungen so unterschiedlich wie die Menschen.

WIE BEEINFLUSST DIE ENDOMETRIOSE DAS SEXUALLEBEN?

> ⓘ Vorab sei gesagt: In den folgenden Kapiteln werde ich mich der Einfachheit und Lesbarkeit halber jeweils auf „Patientinnen" und „Partner" beziehen. Dabei macht es jedoch keinen Unterschied, ob Sie mit einem Mann zusammen sind oder einer Frau oder möglicherweise mehrere Beziehungen pflegen – betrachten Sie grundsätzlich alle Modelle als einbezogen. Wo bestimmte Konstellationen konkrete Unterschiede machen, werden Sie selbstverständlich gesondert benannt.

Macht die Endometriose im Bett und in der Partnerschaft einen Unterschied? Für viele Paare lautet die Antwort hierauf leider ja. Allerdings: Die Intensität ist höchst unterschiedlich, die Situation kann sich jederzeit ändern und es gibt einiges an Interventionsmöglichkeiten. Resignieren Sie also nicht, sondern setzen Sie sich offen und aktiv mit der Situation auseinander.

Problem Nummer eins sind natürlich Schmerzen. Je nach Lage und Größe der Herde, nach der Ausprägung von Verwachsungen und Verklebungen kann der Geschlechtsverkehr schmerzhaft sein, die Bandbreite reicht hier von leichten Schmerzen bis hin zu stärksten Beschwerden. Teils werden Herde aktiv durch den eindringenden Penis berührt, teils wird indirekt durch Druckausübung Schmerz ausgelöst, teils entsteht jedoch auch durch komplexe Verwachsungen Zug auf betroffenes Gewebe, das möglicherweise mit sensiblen Organen oder schmerzhaften Herden in Verbindung steht.

Anspannung, Druck oder Berührung können dann Schmerzen auslösen und tatsächlich nicht nur bei penetrativem Sex an sich. Auch Klitorisstimulation oder der Orgasmus selbst können durch die ausgelösten Kontraktionen zu Schmerzen führen – es ist nicht überraschend, dass Betroffene sexuelle Aktivität oft meiden. Dazu kommt, dass viele Patienten aufgrund der häufigen Schmerzen ohnehin an Verspannungen im Beckenbodenbereich leiden, die bestehende Beschwerden dann nur noch zusätzlich verstärken.

Im seelischen Bereich kommt es außerdem nicht nur auf Schmerzen an. Denn viele Frauen erleben eine komplizierte Beziehung zu ihrem eigenen Körper, einem Körper, von dem man den Eindruck hat, dass er „einen im Stich lässt" oder „gegen einen arbeitet". Ablehnung, Wut oder gar Hass auf den Körper sind Gefühle, die vielen Patientinnen nicht fremd sind, gerade in der Anfangsphase. Manche empfinden auch Ekel angesichts des Gedankens an die Verwachsungen, manche schämen sich vor Partnern oder auch Ärzten, wieder andere fühlen sich durch die Erkrankung tief angegriffen in ihrer Weiblichkeit.

All diese Faktoren können nun dazu führen, dass Sex und Intimität gemieden werden, und zwar auf unterschiedliche Art. Während die einen klipp und klar sagen, keinerlei Lust auf solche Aktivitäten zu verspüren, versuchen andere Frauen subtiler „um Sex herumzukommen", mit unterschiedlichen Folgen für die gemeinsame Sexualität. Denn auch, wenn der Mann keine Schmerzen hat und nicht mit der Erkrankung selbst leben muss, so hat sie doch einen großen Einfluss auch auf sein Sexualleben. Dauerhafte sexuelle Abstinenz führt zu verständlichem Frust, manche Männer fühlen sich durch rigorose

Zurückweisung angegriffen, wohingegen die subtileren Vermeidungsstrategien Partner oft sehr verunsichern. Insgesamt kann das Sexleben eines Paares unter Endometriose stark leiden, aber es gibt einiges, was man hier tun kann, um die Situation für beide Seiten zu verbessern.

Erstens: Geduldig und vorsichtig Grenzen austesten.

Bei den wenigsten Frauen ist es tatsächlich so, dass Sexualität überhaupt nicht stattfinden kann, vielmehr gibt es unterschiedlich große Einschränkungen. Als Paar die beste – und nebenbei schönste – Strategie: Vorsichtig austesten, was geht und was nicht. Unterschiedliche Stellungen können einen Riesenunterschied machen und auch der Penetrationswinkel bzw. das unterschiedlich tiefe Eindringen können aus einem schmerzhaften Erlebnis schon ein schmerzfreies machen. Auch sexuelle Aktivitäten abseits des reinen Penetrationsaktes können fantasievoll erkundet und ausgebaut werden, nicht selten mit Lustgewinn für beide Seiten. Darüber hinaus kann es Wunder wirken, den Zyklus im Auge zu behalten. Die Läsionen verändern sich, ebenso das Anspannungsniveau, und so ist es durchaus möglich, dass Sie in bestimmten Phasen Sex genießen können, während Sie in anderen Ihren Partner vielleicht anderweitig befriedigen oder auf Sex verzichten.

Zweitens: Auf Entspannung, Zeit und Ruhe setzen.

Alleine das oben erwähnte Verkrampfen kann schon für einen Großteil der Schmerzen sorgen, also packen Sie das Problem hier an der Wurzel. Zum einen Sie als Patientin, indem Sie mit regelmäßigen Entspannungs- und Bewegungsübungen (siehe Kapitel zu Bewegung, Yoga etc.) die Fähigkeit zur bewussten Entspannung trainieren, zum anderen gemeinsam, indem Sie das optimale Setting schaffen. Wir haben alle Zeit der Welt, es ist okay, wenn es am Ende doch nicht klappt, wir genießen einfach die gemeinsame Intimität – das ist die richtige Einstellung, um Druck aus der Situation zu nehmen. Ein ausführliches Vorspiel kann hier Wunder wirken, ebenso sollten Sie auf reichlich Gleitmittel setzen und ganz wichtig: Machen Sie es kuschelig warm, denn bei Kälte stellt sich die Muskelspannung ganz von selbst ein.

Drittens: Werden Sie kreativ!

Wohl in keinem anderen Bereich des Lebens macht es so viel Spaß, mit Kreativität und Neugier Neues auszutesten. Vielleicht hilft Ihnen Sexspielzeug, womöglich eine exotische Stellung oder aber Oralsex bekommt eine ganz neue Bedeutung – mit Offenheit und Experimentierfreude steigern Sie die Chancen erheblich, gemeinsam auf Ihre Kosten zu kommen.

Viertens: Absolute Offenheit und Ehrlichkeit.

Kommunizieren Sie klar und deutlich, wenn Sie keine Lust haben oder wenn Sie Lust haben, sagen Sie, was Ihnen gefällt oder was eher unangenehm ist. Das gilt auch für den Partner, der mit seinen Wünschen keinesfalls hinter dem Berg halten sollte – aber auch damit klarkommen muss, wenn manche davon nicht erfüllt werden können. Sie sollten sich beide zu jedem Zeitpunkt darauf verlassen können, dass der andere offen und ehrlich mit Ihnen umgeht, das ist eine Grundvoraussetzung für gelingende Sexualität.

Fünftens: Ärztliche Behandlung optimieren.

Sprechen Sie mit Ihrem Arzt möglichst detailliert über Beschwerden, die Sie in Ihrem Liebesleben beobachten. So kann er Ihre Behandlung auch im Hinblick darauf optimieren und zielgenau auf Sie und Ihre Bedürfnisse ausrichten. Eventuell kommt dann eine OP doch eher in Frage, die medikamentöse Behandlung wird angepasst oder aber Ihr Arzt hat konkrete Tipps bei ganz spezifischen Schmerzbeschwerden.

KOMMUNIKATION UND VERSTÄNDNIS ALS SCHLÜSSEL ZUR GELINGENDEN PARTNERSCHAFT

Bei Endometriose ist es nicht nur wichtig, dass Sie, wie eben besprochen, sexuelle Wünsche, Vorstellungen und Grenzen klar kommunizieren, sondern die ganze Beziehung benötigt eine große Portion an Austausch, Verständnis und Absprachen. Denn es zeigt sich immer wieder, dass die Probleme, die eine Partnerschaft wirklich langfristig und grundlegend belasten, oft außerhalb des Feldes der rein körperlichen Beschwerden zu finden sind. Das Leben mit Endometriose ist eine Herausforderung, so viel steht fest, und zwar für beide Seiten. Missverständnisse, Überforderung, falsche Vorstellungen oder Kommunikation, die nicht rundläuft, sondern ausblenden, relativieren oder übertünchen will, macht den Alltag zum Hindernislauf und kann auf Dauer eine ernste Belastung werden. Deswegen geht dieses Kapitel einen ganz anderen Weg, und zwar zeigt es beiden Seiten auf, welche Schwierigkeiten sich aus der jeweils anderen Perspektive ergeben – und wie man sie lösen kann.

Aus Sicht der Patientin

Wenn es um Endometriose geht, rückt ganz natürlich zunächst die Patientin in den Vordergrund. Schließlich ist sie es, die Schmerzen hat, Untersuchungen und Behandlungen über sich ergehen lassen muss und die auch eine gewisse Portion an Rücksichtnahme einfordern muss. Ein verantwortungsvoller und einfühlsamer Partner wird das vermutlich als Selbstverständlichkeit ansehen und trotzdem kommt es hier nicht selten zu Schwierigkeiten. Also tauchen wir einmal ein in die Perspektive desjenigen, der mit der Krankheit selbst zu kämpfen hat, und gerade für die begleitenden Partner kann sich hier Interessantes und Hilfreiches auftun. Für die Patientin ist die Krankheit eine dauerhafte Belastung und die Diagnose manchmal ein Schock. Der muss zunächst verarbeitet werden und das geschieht auf unterschiedlichste Art. Die einen reagieren mit Wut, die anderen mit Angst, manche ziehen sich zurück, andere suchen Aufmerksamkeit, manche resignieren zunächst, während andere sofort aktiv den Kampf aufnehmen möchten. Die Einstellung kann auch wechseln und wenn Ihre Partnerin gestern noch gesagt hat, dass sie sich auf keinen Fall unterkriegen lassen möchte, so sagt sie morgen vielleicht, dass sie nicht weiß, wie sie das schaffen soll. Wutanfälle, Weinkrämpfe, Phasen des Rückzugs oder vielleicht auch Vorwürfe an den Partner – die Bandbreite der Reaktionen ist groß.

Gerade zu Beginn sollten Sie als Partner vor allem versuchen, hierfür Verständnis aufzubringen, ohne zu bewerten, es persönlich zu nehmen oder definitive Schlüsse daraus zu ziehen. Ihre Partnerin muss sich mit der neuen Situation irgendwie arrangieren und der Prozess läuft vielleicht ganz anders ab, als Sie selbst ihn bewältigen würden.

Neben den Schmerzen, den Untersuchungen und Behandlungen spielen aber noch weitere Empfindungen eine große Rolle, die sich vielleicht erst mit der Zeit bemerkbar machen. Manche Frauen fühlen sich schlecht, weil sie sich selbst als Belastung wahrnehmen, sie möchten bei Schmerzen nicht klagen und schon wieder „nerven". Andere sind stark mit ihrem eigenen Körper beschäftigt und haben große Schwierigkeiten, ihre Identität, ihr Frausein, ihre Körperlichkeit und die Feststellung einer Krankheit, die nicht einfach wieder weggehen wird, unter einen Hut zu bringen. Bei manchen Patientinnen nimmt die Angst überhand: Angst, keine Kinder bekommen zu können, Angst vor unerträglichen Schmerzen, Angst vor Operationen, Angst vor einer Verschlimmerung der Situation. Viele Frauen fühlen sich auch unter Druck, weil Sie glauben, funktionieren zu müssen, dass sie die Krankheit nicht Oberhand gewinnen lassen dürfen, oder weil Sie fürchten und manchmal auch erleben, dass das Umfeld mit wenig Verständnis reagiert. Auch die Behandlungen und Untersuchungen können zur Belastung werden, wenn die ständige Entblößung auf dem Gynäkologenstuhl und die oft detaillierten und persönlichen Arztfragen als sehr unangenehm empfunden werden. Und nicht zuletzt nagt oft die Angst vor der vermeintlichen eigenen partnerschaftlichen Unzulänglichkeit: „Was, wenn ich meinem Partner nicht mehr das anbieten kann, was er möchte? Was, wenn er in sexueller Hinsicht nicht ausreichend Befriedigung findet? Was, wenn ihm das Leben mit einer chronisch Kranken zu anstrengend wird? Was, wenn ich ihm nicht die gewünschten Kinder gebären kann? Was, wenn er schließlich geht?" In dieser Gemengelage entsteht bei vielen Patientinnen ein Gefühl der Ohnmacht und des Kontrollverlustes.

Es ist sehr wichtig für Partner, diesen Faktor im Hinterkopf zu behalten, denn aus dieser Verzweiflung speist sich so einiges an konfliktträchtigem Verhalten, das auf den ersten Blick manchmal nicht nachvollziehbar erscheint. Es geht, das ist für Außenstehende oft schwer zu begreifen, nicht einfach nur um Schmerzen: Es geht um eine Diagnose, die Persönlichkeit, Lebensentwurf und Realitätsbild gehörig durchschütteln kann. Für Partner sind daher einige Dinge sehr wichtig. Versuchen Sie stets mit Geduld, zu durchschauen, worum es in bestimmten Situationen wirklich geht. Welche Gefühle, welche Ängste stecken tatsächlich hinter einem bestimmten Verhalten und lässt sich hier vielleicht etwas verändern? Beziehen Sie Reaktionen – gerade spontane, heftige Ausbrüche – nicht auf sich. Es hat meist weniger mit Ihnen zu tun als mit einem bestimmten Aspekt der Krankheitsherausforderung, der gerade als besonders belastend erlebt wird. An dieser Stelle ist auch wichtig, dass Sie einen klaren und unverrückbaren Blick auf sich selbst und Ihre Bedürfnisse behalten. Ja, die Endometriose steckt im Körper Ihrer Partnerin und ja, dadurch rückt sie zunächst ganz selbstverständlich ins Zentrum der Aufmerksamkeit. Aber Ihre Rolle in der Beziehung ist gleichwertig und wenn Sie selbst nicht auf sich achten und Ihre Grenzen kennen und verteidigen, dann geraten Sie schnell unter die Räder des Zurücksteckens, der Aufopferung oder des Herunterschluckens. Auf Dauer tun Sie damit keinem von Ihnen einen Gefallen. Deshalb werden Sie sich über einige Dinge klar. Zum einen sollten Sie wissen, wo Ihre eigenen Grenzen der psychischen Belastbarkeit liegen. Das Leiden Ihrer Partnerin mit ansehen, eventuell auch Wut, Aggression oder Zurückweisung zu erleben, auf Sex verzichten zu müssen – es klingt zunächst mitleidlos, sich Gedanken zu machen, wo man seine Grenzen zieht, aber am Ende ist es unausweichlich. Denn Grenzen hat jeder, ob er sie sich eingestehen möchte oder nicht, und wer die bewusst auslotet, hat zumindest die Möglichkeit, sie anzusprechen, bevor es zu spät ist. Dann weiß Ihre Partnerin, worauf es ankommt, und kann überlegen, ob Sie Ihnen in diesem oder jenem Punkt womöglich ganz gut entgegenkommen kann.

Wichtig und nicht selten an den Grundfesten der Beziehung rüttelnd ist auch die Frage nach Sex. Zwar haben Sie schon ein paar Möglichkeiten kennengelernt, wie Sie Sex und Endometriose vielleicht besser zusammenbringen können, aber trotz aller Bemühungen kann es sein, dass Sexualität wenig, kaum, gar nicht oder eingeschränkt stattfinden kann bzw. letztlich entscheidend: nicht so und nicht in dem Umfang, wie es für Sie wichtig wäre. Und das ist – bei allem Mitgefühl und aller Rücksichtnahme – ein Punkt, der für Sie von größter Bedeutung ist und den Sie auch nicht einfach verändern können. Ein gesundes, befriedigendes Sexualleben ist essentiell für das ganzheitliche Wohlbefinden und es ist langfristig schädlich, wenn Sie hier dauerhaft zurückstecken müssen. Es ist hier keinesfalls die Rede davon, dass Sie eben nicht immer können, wenn Sie gerade gerne würden, sondern von dauerhafter starker Reduktion der sexuellen Aktivitäten bzw. Abstinenz entgegen Ihren stark empfundenen Wünschen. Machen Sie sich bewusst, was Sie wirklich brauchen, und gestehen Sie sich das Recht zu, zu sagen: Ja, ich habe dieses oder jenes wirklich ausgeprägte Bedürfnis und es geht mir auf lange Sicht nicht gut damit, es nicht ausleben zu können. Das steht Ihnen zu, auch wenn es reichlich Konfliktpotential birgt. Zurückstecken und Unterdrücken ist übrigens, bei aller edlen Absicht, keine gute Idee: Der Sexualtrieb ist einer der stärksten Triebe des Menschen, Sie werden nicht langfristig zufrieden, ausgeglichen und glücklich sein, wenn Sie den unterdrücken müssen, und es wird sich, ob Sie wollen oder nicht, irgendwann heftig in Ihrer Beziehung niederschlagen. Setzen Sie deswegen auf Ehrlichkeit. Überlegen Sie vorab, worauf es Ihnen wirklich ankommt, und suchen Sie dann das offene Gespräch mit Ihrer Partnerin. Keine Frage: Das kann eines der schwierigsten Gespräche werden, die Sie je zu führen haben, aber Sie werden nicht darum herumkommen. Und nicht selten gibt es Lösungen. Manchmal hilft es schon, die Sache einfach bewusst auf der Agenda zu verankern und als Frau gezielt auf die Phasen zu achten, in denen Sexualität möglich ist. Sie dürfen nicht vergessen, dass die Erkrankung einen großen Raum in der Aufmerksamkeit Ihrer Partnerin einnimmt, Sexualität steht vielleicht – salopp ausgedrückt – nicht ganz oben auf der To-do-Liste, aber wenn ihr bewusster wird, wie wichtig Ihnen das ist, erschließen sich vielleicht problemlos weitere Zeitfenster.

Der wichtigste Grundsatz in Ihrem Umgang mit der Endometriose Ihrer Partnerin sollte sein: Verständnis, Zuneigung und Unterstützung anzubieten, wo immer es gefragt ist, und gleichzeitig offen und ehrlich eigene Gefühle, Wünsche, Sorgen und Bedürfnisse kommunizieren. Oft stecken Partner ihre Probleme weg, weil sie die Partnerin nicht zusätzlich belasten wollen, beispielsweise auch ganz andere Schwierigkeiten wie etwa im Job oder gesundheitliche Beschwerden. Das jedoch belastet auf Dauer eine Beziehung enorm und tatsächlich wünschen sich die meisten Frauen – Endometriose hin oder her – viel eher, dass Sie in Probleme und Schwierigkeiten Ihres Partners eingebunden werden. Ihre Partnerin wird froh sein, das Gefühl zu haben, trotz Ihrer Erkrankung Ihnen nach wie vor eine wertvolle Unterstützung, eine wichtige Ratgeberin, ein emotionaler Hafen und eine treue Gefährtin sein zu können – also gehen Sie gemeinsam durch alle Herausforderungen in Ihrer beider Leben.

Aus Sicht des Partners

Wagen wir nun den Sprung in die Gegenperspektive und sehen wir uns an, was Sie als direkt von der Endometriose betroffene Frau an Verständnis aufbringen können. Es ist völlig klar: Unter der Krankheit leiden in erster Linie Sie und ja, es ist Ihr gutes Recht, Unterstützung, Rücksichtnahme und Hilfe einzufordern, wenn Sie sie benötigen. Damit die Beziehung jedoch langfristig harmonisch und gesund verlaufen kann, braucht auch Ihr Partner „Endometriose-Fürsorge“. Viele Männer stürzen zu Beginn der Beschwerden oder auch nach der Diagnose in einen Strudel an komplizierten Gedanken und Emotionen. Sie sehen ihre Partnerin leiden und können nicht helfen. Sie haben Angst, was die Erkrankung noch mit sich bringen könnte, und stellen sich tausend Fragen darüber, wie sich das Leben verändern könnte. Wird das immer schlimmer? Können wir Kinder haben? Was passiert mit unserem Liebesleben? Wie wirkt sich die Behandlung aus? Also alles Fragen, die auch Sie selbst betreffen, aus der Partnerperspektive kommt jedoch noch ein anderer Faktor dazu: Unsicherheit und das Gefühl, eigentlich überhaupt keine Ahnung zu haben. Das gilt insbesondere, wenn Ihr Partner ein Mann ist. Für viele Männer sind die Vorgänge rund um Eisprung, Periode, Regelschmerzen & Co. ohnehin auch heute noch weitestgehend unbekanntes Terrain. „Über sowas spricht man nicht“, „Das ist Frauensache“, „Es ist mir peinlich“ – solche oder ähnliche Aussagen sind häufig, wenn man Männer darauf anspricht, und bei vielen drückt sich auch eine starke Unsicherheit aus: Sie haben das Gefühl, dass es dabei um Dinge geht, die sie gar nicht verstehen können, über die sie gewissermaßen auch kein Recht haben, zu sprechen, und nicht selten steht das starke Geschlecht dann eigentlich ziemlich hilflos da.

Hier können Sie Abhilfe schaffen, in dem Sie einfach selbstbewusst die Führung übernehmen. Beziehen Sie ihn ganz selbstverständlich mit ein, sprechen Sie über diagnostische Details, neue Befunde, berichten Sie von Untersuchungen und beschreiben Sie Ihre Empfindungen. So nehmen Sie dem Thema im Handumdrehen den Nimbus der „Frauensache“ und zeigen Ihrem Partner, dass Sie ihn als Unterstützer auf Augenhöhe wahrnehmen. So geben Sie ihm auch das Gefühl, Ihnen eine wirkliche Hilfe zu sein, denn das Gefühl, ohnmächtig und nutzlos danebenzustehen, wird von vielen Partnern ihren Aussagen zufolge als sehr belastend empfunden.

Obwohl die Endometriose vor allem am Anfang natürlich einen riesengroßen Raum in Ihrem Leben und Ihren Gedanken einnimmt, sollten Sie sich bemühen, den Blick nach außen nicht zu vergessen. Auch Ihr Partner leidet mit, er hat Bedürfnisse und möglicherweise in seinem eigenen Leben ebenfalls mit Schwierigkeiten zu kämpfen. Es ist absolut verständlich und nachvollziehbar, wenn Ihr Fokus zunächst voll auf die Endometriose gerichtet ist, aber es rächt sich meistens, wenn anderes völlig aus dem Blickfeld gerät. Achten Sie, auch wenn es Ihnen wie eine zusätzliche Anstrengung erscheint, auf Ihren Partner und sein Verhalten: Zieht er sich zurück? Haben Sie seit Wochen keine Klagen mehr über seinen Vorgesetzten gehört, obwohl es hier früher regelmäßig Ärger gab? Bemerken Sie, dass er Ihnen kaum mehr etwas von seinem Gefühlsleben, seinem Alltag erzählt? Dann ist es vielleicht an Ihnen, einen Schritt auf ihn zuzumachen und deutlich zu machen, dass er sich nicht zurückstellen soll. Ermutigen Sie ihn, Probleme, Ärger, Ängste & Co. mit Ihnen zu teilen, und machen Sie deutlich, dass Sie das wünschen und er Sie nicht „schonen“ soll.

Ein weiterer Punkt: Fragen Sie sich ab und an selbstkritisch, ob Sie die Endometriose Ihrem Partner stärker als Lebensmittelpunkt aufzwingen, als es nötig wäre. Sie müssen sich hier keinen Vorwurf machen, es ist natürlich, die eigenen Beschwerden, Rückschläge oder Einschränkungen gemeinsam mit dem Partner bewältigen zu wollen, und gerade zu Beginn kann die Gesamtsituation überfordernd sein. Manchmal schleichen sich aber langfristig Muster ein, die eigentlich kontraproduktiv sind. Ein Beispiel: Sie sind mit Freunden verabredet und möchten gemeinsam etwas trinken gehen.

Dem kommt eine heftige Schmerzattacke in die Quere, die Sie zwingt, die Verabredung abzusagen und sich stattdessen hinzulegen. Erwarten Sie von Ihrem Partner, dass er nun selbstverständlich auch nicht geht? Dann sollten Sie das noch einmal überdenken. Sicher, es erscheint zusätzlich ungerecht, schmerzhaft und enttäuschend, dass Sie zu Hause bleiben müssen, während er sich amüsieren geht. So schwer das auch fällt: Bleiben Sie sachlich, realistisch und fair. Ihr Partner hat keine Endometriose. Es gibt für ihn keinen zwingenden Grund, Aktivitäten einzustellen und auf Unternehmungen zu verzichten, nur weil Sie nicht können. Vielmehr noch: Es wird auf Dauer zum enormen Belastungsfaktor, wenn Ihr Partner die Erfahrung macht, sein Leben nicht mehr leben zu dürfen, weil eine Art Solidaritätspflicht ihn dazu zwingt. Dazu wird er vielleicht am Anfang bereit sein und es spricht überhaupt nichts dagegen, hin und wieder, wenn es Ihnen einmal besonders schlecht geht oder Sie einfach einen trüben Tag haben, solidarisch mit auf der Couch zu sitzen, wenn das allerdings zur Norm wird, werden Frust, Streit und Unverständnis auch in der besten Beziehung nicht lange auf sich warten lassen. So sehr es Sie vielleicht schmerzt: Machen Sie sich klar, dass das eine unverzichtbare Grundlage dafür ist, die Beziehung dauerhaft funktional, gesund und glücklich zu erhalten. Kommunikation, gegenseitiges Verständnis, Empathie – ohne diese Werte funktioniert auf Dauer keine Partnerschaft und das gilt umso mehr für Beziehungen, die durch etwas wie Endometriose zusätzlich auf die Probe gestellt werden. Aber mit den wichtigsten Regeln und Strategien kommen Sie gut auch durch die wildesten Turbulenzen und diese Regeln lauten: In enger Verbindung bleiben, den Gesprächsfaden nicht abreißen lassen, interessiert, offen und ehrlich bleiben, bereit sein, Veränderungen aktiv zu gestalten, und die gegenseitige Liebe in sämtlichen Situationen in den Vordergrund rücken.

Allerdings: Nicht immer klappt es auf Dauer, bleiben Sie auch hier ehrlich sich selbst gegenüber. Zeigt Ihr Partner dauerhaft mangelndes Verständnis für Ihre jeweilige Lage, wird er unwirsch, betont er seine Bedürfnisse bzw. Freiheiten, ist er nicht bereit, sich gemeinsam mit Ihnen auf die neue Situation einzustellen? Dann sollten Sie ein klärendes Grundsatzgespräch nicht scheuen, denn zur unangenehmen Wahrheit gehört leider auch: Nicht jeder Partner ist ein guter Gefährte in schwierigen Zeiten. Nicht auf jeden können Sie sich verlassen, nicht jeder bringt die Bereitschaft mit, zurückzustecken und gemeinsame Bedürfnisse in den Vordergrund zu stellen. Was in unbelasteten Beziehungen mit gesunden Partnern vielleicht lange gut gehen kann, macht sich in der Krise deutlich bemerkbar. Manchmal kann das bedeuten, dass man nicht mehr zueinander findet, und dann ist es möglicherweise an der Zeit, sich einzugestehen, dass man im derzeitigen Partner den Partner fürs Leben noch nicht gefunden hat.

DAS INTIM- UND PARTNERLEBEN STÄRKEN

Für die meisten Paare gilt jedoch: Mit ein paar Tricks, guten Routinen und Strategien ist auch mit Endometriose eine erfüllende Partnerschaft mit einzigartigen Momenten und einem wertvollen Alltagsleben möglich. Denn mit einigen Maßnahmen können Sie Ihrem Intimleben und damit auch Ihrem Beziehungsleben auf die Sprünge helfen und für kostbaren Kitt in der Liebe sorgen.

Erstens: Setzen Sie auf körperliche Nähe.

Neben Sex gibt es zahlreiche wunderbare Möglichkeiten, sich als Paar ganz nahezukommen und für hormonelle Glücksflut zu sorgen. Kuscheln, streicheln, knutschen oder gegenseitige Massagen können Sie endlos ausdehnen und bewusst in den Fokus Ihrer Zweisamkeit rücken. Daneben spielen auch die unzähligen kleinen Alltagsmomente eine große Rolle: Umarmen Sie Ihren Partner, wenn er gerade Gemüse schneidet, unterbrechen Sie das Bügeln, um ihn zu küssen, streichen Sie ihm zwischendurch über den Rücken, legen Sie ihm den Arm um die Schultern, machen Sie Komplimente und drücken Sie Ihre Zuneigung aus. Der Klebstoff „Berührung“ entfaltet auf lange Frist eine enorme Bindungswirkung und schüttet Oxytocin aus, das sogenannte Kuschelhormon, das für Geborgenheit und ein gutes Gefühl im Miteinander sorgt.

Zweitens: Mehr ‚Vorspiel‘!

Auch, wenn's mit „richtigem“ Sex nicht immer klappt, können Sie das Feuer der Lust auch anderweitig am Brennen halten. Fummeln, Knutschen, Masturbieren, gegenseitige orale Befriedigung: All diese Dinge, die manchmal als reines Vorspiel sträflich vernachlässigt werden, können nun endlich den wohlverdienten Bedeutungsaufschwung erfahren. Werden Sie entdeckungsfreudig, probieren Sie aus, geben Sie sich hin und genießen Sie – am besten ausführlich, lange und möglichst oft.

Drittens: Sorgen Sie für besondere Momente zu zweit.

Ob Sie nachts aufs Dach klettern und gemeinsam den Sternenhimmel genießen, beim Candlelight-Dinner Romantik aufkommen lassen, gemeinsam ins Theater gehen, Wanderungen unternehmen oder bei Reisen die Welt erkunden: Stärken Sie Ihre Bindung, indem Sie sich exklusive Pärchen-Momente mit besonderen Erlebnissen verschaffen. Gemeinsame Eindrücke und Erinnerungen lassen Paare immer stärker zusammenwachsen, also schreiben Sie zusammen und mit Spaß an Ihrer gemeinsamen Geschichte.

Viertens: Kleine Aufmerksamkeiten.

Ein liebevoller Zettel am Kühlschrank, eine spontane Lust-SMS oder einfach mal das Lieblingsessen kochen – es gibt zahlreiche Möglichkeiten, sich im Alltag immer wieder gegenseitig seine Zuneigung auszudrücken. Und nein, das wird nie langweilig und auch nie überflüssig. Beziehungen bedeuten Bemühung, und zwar von der ersten bis zur letzten Sekunde.

Fünftens: Bedeutsame Gespräche zur Regelmäßigkeit machen.

In der Hetze des Alltags reißt der Gesprächsfaden oft ab und man reduziert sich auf Smalltalk, Unterhaltendes oder das Notwendige. Gerade in besonders herausfordernden Situationen ist es jedoch wichtig, dass man regelmäßig tiefgehend in Kontakt bleibt. Sonst besteht die Gefahr, dass Wichtiges, Kompliziertes oder Unangenehmes auf die lange Bank geschoben wird, und zwar so lange, bis Probleme offensichtlich werden. Das können Sie vermeiden, indem Sie regelmäßig ausführliche und tiefgehende Unterhaltungen von Anfang an in Ihren Alltag einbauen, und zwar gerade auch dann, wenn's mal stressig wird.

Wissenswert, wichtig und praktisch

So wird der Alltag zum Kinderspiel

Neben den großen Feldern der Partnerschaftlichkeit, der medizinischen Behandlung und der ergänzenden Maßnahmen stellt sich für viele Patientinnen auch ganz sachlich die Frage: Wie bewältige ich den Alltag, um was muss ich mich eigentlich kümmern? Darauf geben die folgenden Kapitel kompakt, konkret und alltagstauglich Antwort.

WIE BEANTRAGT MAN EINE REHA?

Ob eine Rehabilitationsmaßnahme für Sie überhaupt in Frage kommt, hängt von Ihrem Beschwerdebild ab. So kann Sie nach einer durchgeführten Operation verordnet werden, nach einer Hormontherapie oder aber auch begleitend während Ihrer Medikamentenbehandlung.

Kriterien, die Sie zu einer Reha berechtigten Patientin machen könnten, sind beispielsweise

- größere oder kompliziertere Operationen,
- Komplikationen, die einen weiteren operativen Eingriff nötig gemacht haben,
- zahlreiche, über das Bauchfell verteilte Endometrioseherde,
- Störungen in der Wundheilung oder auch
- Eingriffe am Darm.

Das heißt also, nur mit der Diagnose Endometriose haben Sie nicht automatisch Anspruch auf eine Rehabehandlung, sondern nur, wenn bestimmte Voraussetzungen vorliegen. Hier sprechen Sie am besten mit Ihren behandelnden Ärzten darüber, ob das bei Ihnen der Fall ist. Kommt eine Reha in Frage, so müssen Sie einen Antrag stellen. Dafür existieren Formulare, die Sie ausfüllen müssen, erhältlich sind sie bei Krankenkassen, Rentenversicherungsträgern oder auch Versichertenbeamten, mittlerweile können Sie den Antrag jedoch auch online stellen. Hierfür werden Befundberichte oder ärztliche Gutachten benötigt, und zwar abhängig vom Träger. Versicherte der Deutschen Rentenversicherung Westfalen erstellen ein Gutachten, das dann für den Antrag verwendet wird, alle anderen Träger arbeiten mit Befundberichten des behandelnden Arztes.

Einen Unterschied gibt es auch in der Frage, an welche Stelle Sie Ihren Antrag richten müssen. Hat die Reha das Ziel, Pflegebedürftigkeit zu verhindern oder die Gesundheit wiederherzustellen, dann ist meist die Krankenkasse der Kostenträger. Geht es um die Sicherung Ihrer Erwerbsfähigkeit, so wird die Rentenversicherung zuständig. Das bedeutet, dass auch die Art Ihrer Beschwerden ausschlaggebend sein kann für die Notwendigkeit einer Reha-Behandlung. Haben Sie beispielsweise eine komplizierte OP hinter sich und benötigen eine Anschlussbehandlung, so wird voraussichtlich die Krankenkasse aktiv, wenn hingegen regelmäßige und starke Schmerzen es unmöglich machen, einer geregelten Arbeit nachzugehen, so übernimmt die Rentenversicherung die Kosten für eine Behandlung, die darauf abzielt, Sie in einen Zustand zu versetzen, der Ihnen die Teilnahme am Erwerbsleben erlaubt.

DIE PASSENDE REHA-KLINIK FINDEN

Ist Ihre Reha bewilligt, haben Sie grundsätzlich Anspruch darauf, eine passende Klinik selbst zu wählen. Eingeschränkt wird dieses Recht durch Indikation und auch Ihren jeweiligen Kostenträger, das heißt, abhängig davon, inwiefern Kliniken genau für Ihre Behandlung geeignet sind und wer Ihre Reha finanziert. Grundsätzlich sollten Sie auf jeden Fall eine Klinik aufsuchen, die als *„Zertifizierte Endometriose-Rehabilitationseinrichtung"* anerkannt ist und damit entsprechende spezifische Behandlungskonzepte anbietet.

Hier sind dann spezialisierte Ärzte, Physiotherapeuten, Diätassistenten, Sozialarbeiter und weitere Fachkräfte im Team tätig, um eine auf Endometriose zugeschnittene Behandlung zu gewährleisten. Die Wahl einer solchermaßen zertifizierten Klinik ist deshalb dringend zu empfehlen, da das Beschwerdebild sowie die allumfassenden Herausforderungen der Erkrankung eine hochspezifische Behandlung verlangen, für die in allgemeineren Reha-Einrichtungen die Kompetenz meist nicht vorhanden ist. Eine Liste dieser Kliniken finden Sie beispielsweise auf der Seite der **Endometriose-Vereinigung Deutschland e. V.**

https://www.endometriose-vereinigung.de/home.html

Schauen Sie sich dann die Internetseiten der einzelnen Kliniken an, informieren Sie sich über Angebote und Konzepte und überlegen Sie sich, welche Einrichtung Ihnen am meisten zusagt.

ALLES RUND UM DEN SCHWERBEHINDERTENAUSWEIS

Wie der Name schon deutlich macht, kommt der Schwerbehindertenausweis nur für tatsächlich schwere Fälle von Endometriose in Frage. Er ist für Menschen gedacht, die aus welchen Gründen auch immer für voraussichtlich **länger als sechs Monate** so stark von einer Erkrankung oder Störung betroffen sein werden, dass sie daran gehindert werden, gleichberechtigt an der Gesellschaft teilzuhaben.

Abhängig von der Ausdehnung und der Betroffenheit unterschiedlicher Organe wird von einem Behinderungsgrad von 10 bis 60 ausgegangen, als Schwerbehinderung wird alles ab 50 bezeichnet.

Grundsätzlich geregelt ist das im Hinblick auf die Endometriose wie folgt: Im Gegensatz zu etwa dem Verlust eines Körperteils ist bei der Endometriose der Nachweis darüber, wie eingeschränkt eine Patientin im Alltag tatsächlich ist, natürlich deutlich schwieriger zu erbringen. Das gilt insbesondere hinsichtlich der Tatsache, dass die Schmerzintensität nicht notwendigerweise mit der Größe oder Menge der Herde zusammenhängt.

Wichtig ist deshalb für den Antrag eine möglichst präzise Diagnose mit genauen Angaben über Infiltrationstiefe und Lokalisation der Herde, besonders leicht geht das mit einer Klassifizierung nach der ENZIAN-Methode, über die Sie ja bereits in den einleitenden Kapiteln gelesen haben. Wo Sie den Antrag auf einen Schwerbehindertenausweis stellen müssen, erfahren Sie beim Bürgeramt Ihrer Stadt, oft ist das mittlerweile auch online möglich, das Portal **www.einfach-teilhaben.de** stellt Ihnen hier eine Liste zur Verfügung.

Wenn die Schwerbehinderung festgestellt wird, erhalten Sie einen Ausweis, der in der Regel zunächst fünf Jahre gültig ist. Danach muss er – wenn noch immer Grund besteht – verlängert werden, hier ist theoretisch auch eine Anpassung des Schweregrads möglich. Und was hat man nun davon? Als Mensch mit Schwerbehinderung stehen Ihnen eine Reihe sogenannter Nachteilsausgleiche zu, abhängig von Grad und Art der Behinderung. So gibt es etwa Steuererleichterungen, Zusatzurlaub, besonderen Kündigungsschutz oder die Möglichkeit eines früheren Renteneintritts. Was genau für Sie in Frage kommt, wird mit der genauen Feststellung der Art Ihrer Behinderung geklärt.

Hat der Schwerbehindertenausweis auch Nachteile? Kommt darauf an. Rein rechtlich gesehen nicht, allerdings existieren vielfach Vorurteile, insbesondere was die Arbeitsfähigkeit angeht. Hier müssen Sie sich im Vorfeld klar darüber werden, ob das für Sie ein Risiko darstellt und ob Sie es eingehen möchten.

STARKER PARTNER: DER SOZIALVERBAND DEUTSCHLAND

Wenn Sie von Endometriose schwerer betroffen sind, dann kann sich für Sie eine Mitgliedschaft beim VdK lohnen, dem **Sozialverband Deutschland (sovd).**

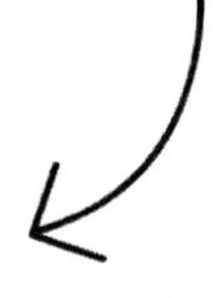

Hier bekommen Sie im Bedarfsfall Informationen, Hilfe und Unterstützung bei allen sozialrechtlichen Belangen, also unter anderem auch dabei, wenn Sie einen Schwerbehindertenausweis beantragen möchten oder dem Ablehnungsbescheid widersprechen. Auch, wenn etwa Ihre Krankenkasse bestimmte Maßnahmen nicht bewilligt, kann der VdK sich für Sie einsetzen und Ihnen auch rechtliche Beratung anbieten.

Die monatlichen Mitgliedsbeiträge belaufen sich abhängig vom Bundesland zwischen fünf und acht Euro, Mitglied werden kann jeder. Gerade, wenn Sie damit rechnen, immer wieder einmal mit Anträgen zu Kostenübernahme oder Ähnlichem konfrontiert zu sein, kann sich die Mitgliedschaft auf jeden Fall lohnen und Sie haben jederzeit einen Ansprechpartner für sämtliche rechtliche Fragen rund um Ihre Erkrankung an Ihrer Seite.

Kinderwunsch und Endometriose

Ein bewegendes Thema

Dass Endometriose mit reduzierter Fruchtbarkeit einhergehen kann, aber nicht muss, wurde bereits erläutert und Sie kennen bereits die Zusammenhänge zwischen Erkrankung und Empfängnisschwierigkeiten. Werfen wir im Folgenden also noch einen wissenschaftlich orientierten Blick auf die Frage, die viele Patientinnen am meisten bewegt: Kommen wir zu unserem Wunschkind?

WORIN LIEGT DIE PROBLEMATIK?

Diese Frage ist manchmal sehr leicht zu beantworten, manchmal gar nicht. Zunächst lässt sich festhalten, dass die Fruchtbarkeit von Endometriose-Patientinnen um ca. 50 % reduziert ist, wobei die tatsächliche Einschränkung bei jeder Frau stark von Ausprägung und Schweregrad abhängt. Verwachsungen, Verklebungen oder Herde im Bereich von Gebärmutter, Eileitern und Eierstöcken können die entsprechenden Organe ganz unmittelbar in ihrer Funktion einschränken. Neben diesen mechanischen Hindernissen spielen auch Entzündungsstoffe und andere chemische Substanzen, die dadurch entstehen, bei der eingeschränkten Fertilität eine Rolle.

So kann beispielsweise der Eisprung verhindert werden oder aber befruchteten Eizellen ist es nicht möglich, sich in der Gebärmutter einzunisten. Und schließlich wird auch bei leichten Fällen manchmal Unfruchtbarkeit festgestellt, obwohl dann im Einzelfall nicht nachvollziehbar ist, worin diese eigentlich begründet liegt. Tatsächlich ist Endometriose einer der häufigsten Gründe für Unfruchtbarkeit und bei vielen Frauen wird die Krankheit erst entdeckt, weil sich bei der Familienplanung Probleme ergeben. Eine weitere Möglichkeit liegt in einem generell verminderten „Vorrat" an Follikeln, die zur Befruchtung in Frage kämen, und eine verminderte Eizellqualität kann ebenfalls in Betracht gezogen werden.

MÖGLICHKEITEN DER INTERVENTION

Operativer Eingriff

Kann man da was tun? In vielen Fällen zum Glück schon. Am einfachsten ist es, wenn die Herde an sich als klares „Hindernis" ausgemacht werden können, weil sie beispielsweise die Eileiter beeinträchtigen. Lassen sich solche Herde in einer OP vollständig entfernen und lag tatsächlich in dieser physischen Form der Blockade der Grund für eine ausbleibende Schwangerschaft, so steht dieser im Anschluss nichts mehr im Weg.

Minimierung von Entzündungsstoffen

Sind Entzündungsstoffe und damit verbundene Stoffe die Problemauslöser, so lässt sich möglicherweise mit gutem generellem Endometriose-Management etwas erreichen. Wenn durch effektive Behandlung die Entzündungslast zurückgeht, fällt möglicherweise auch die Konzentration der die Fertilität einschränkenden Substanzen so weit ab, dass eine Schwangerschaft möglich wird. Was diesen Punkt angeht, haben Sie, wie Sie wissen, die größte Einflussmöglichkeit auf den Prozess. Blättern Sie hier einfach noch einmal die Kapitel durch, die sich damit beschäftigen, durch welche Änderungen im Lebensstil Sie Entzündungen den Kampf ansagen können.

Künstliche Befruchtung

Zeigen all diese Effekte keine Wirkung, so stehen Ihnen weitere Optionen im Bereich der künstlichen Befruchtung offen. Üblicherweise werden Frauen innerhalb der nächsten sechs Zyklen seit Beginn der Schwangerschaftsbemühungen schwanger. Das gilt auch für Endometriosepatientinnen nach einer OP, das heißt, wenn spätestens ein Jahr nach dem chirurgischen Eingriff, der die Fruchtbarkeit erhöhen sollte, noch immer keine spontane Schwangerschaft zustande gekommen ist, so empfiehlt es sich, auf assistierte Formen der Reproduktion zurückzugreifen. Wenn Sie an einer mild ausgeprägten Form der Endometriose leiden, so führt oft die *intrauterine Insemination* zum Erfolg. Hier führen Ärzte die Reifung der Eizelle sowie den Eisprung durch Medikamentengabe gezielt herbei, sodass ein möglichst exaktes Fruchtbarkeitszeitfenster berechnet werden kann. Dann werden Samenzellen, die im Labor vorbereitet wurden, direkt in die Gebärmutter eingebracht und führen dort idealerweise zu einer Befruchtung.

Klappt das nicht oder sind Sie von schwerer Endometriose betroffen, kann auf *In-vitro-Fertilisation* zurückgegriffen werden, also die Möglichkeit, dass der eigentliche Befruchtungsvorgang außerhalb des Körpers stattfindet. Hier steht am Beginn meist eine Hormonbehandlung der Frau, daraufhin wird der Eisprung vorsätzlich eingeleitet, die Eizelle entnommen und im Labor mit der Samenzelle zusammengebracht. Hat die Befruchtung geklappt, werden nach zwei bis spätestens sechs Tagen maximal drei entstandene Embryonen mittels Katheterschlauch in die Gebärmutter verpflanzt, wo sie sich im Idealfall einnisten und ab dann einem regulären Schwangerschaftsverlauf folgen.

Für derartige Behandlungen begeben Sie sich in ein Kinderwunschzentrum, wo spezialisierte Ärzte die optimale Strategie gemeinsam mit Ihnen entwickeln. Auch wichtig zu wissen: Warten Sie damit nicht zu lange. Denn dadurch, dass bei Endometriosepatientinnen oft nur ein begrenzter Eizellvorrat zur Verfügung steht und dieser ohnehin mit dem Alter schwindet, empfiehlt sich frühzeitiges Einschreiten. Soweit zur reinen Medizin. Darüber hinaus haben Sie sicher noch weitere Fragen bezüglich Einrichtungen, Kosten oder Vorgehensweise. Zunächst einmal sollten Sie eine Einrichtung finden, bei der Sie ein gutes Gefühl und Vertrauen in den behandelnden Arzt haben.

Manche Kliniken bieten auch zusätzliche therapeutische Begleitung an, in jedem Falle sollten Sie sich vorher ein gründliches Bild machen – das geht in den meisten Zentren bei Informationsabenden. Und wie sieht es mit den Kosten aus? Grundsätzlich übernimmt die Krankenkasse bei verheirateten Paaren die Hälfte der Kosten, wenn der Behandlungsplan vorher genehmigt wurde. Voraussetzung dafür ist, dass die Frau älter als 25 und jünger als 40 Jahre ist, der Mann hingegen muss älter als 25 sein und jünger als 50. Darüber hinaus übernehmen jedoch viele Kassen freiwillig einen größeren Anteil an den Behandlungskosten, zudem bieten manche Bundesländer Zuschussprogramme.

Die tatsächlichen Kosten errechnen sich ungefähr wie folgt:

Die Insemination schlägt mit ca. 200 € zu Buche, ca. 900 € im Falle einer Hormonbehandlung (was meist notwendig ist). Dazu kommen Kosten in Höhe von ca. 750 €, Sie müssen jeweils die Hälfte davon selbst zahlen. Wird eine In-vitro-Fertilisation durchgeführt, müssen Sie mit einem Eigenanteil von etwa 1500 € rechnen.

AUF DEM WEG ZUM WUNSCHKIND

Die medizinische Faktenlage ist soweit klar und doch ist jeder Weg zum sehnlichst erwünschten Kind einzigartig. Das liegt nicht nur an den ganz unterschiedlichen körperlichen – teils krankheitsbedingten – Ausgangssituationen, sondern zu einem großen Teil an Ihnen als Persönlichkeit und Ihnen beiden als Paar. Deswegen möchte ich Ihnen abschließend noch einige Strategien mit an die Hand geben, wie Sie diesen Weg für sich persönlich optimal beschreiten.

Werden Sie sich als Paar über Ihre langfristigen Wünsche klar.

Sie möchten ein Kind – aber wie unbedingt möchten Sie es? Wollen Sie nötigenfalls die maximalen Möglichkeiten im Hinblick auf Interventionsoptionen und Zahl an Versuchen ausschöpfen oder fühlen Sie sich wohler damit, im

Vorhinein ein bestimmtes Limit zu vereinbaren: Wir versuchen X und Y, und zwar höchstens dreimal, und wenn es dann nicht geklappt hat, dann ist es eben so? Sprechen Sie auch ehrlich darüber, was das Leben als kinderloses Paar für Sie bedeuten würde. Könnten Sie sich damit abfinden? Kämen andere Optionen, wie etwa Adoption, in Frage? Bewerten Sie die Sache unterschiedlich, könnte sich also einer von Ihnen recht gut mit Kinderlosigkeit arrangieren, für den anderen würde es jedoch eine Katastrophe bedeuten? Es ist wichtig, den Erwartungshorizont möglichst vor Beginn der Bemühungen abzustecken, denn so nehmen Sie massiv Druck aus der Angelegenheit. Apropos Druck: Bei vielen Frauen, denen es nicht gelingt, schwanger zu werden, lässt sich am Ende kein körperlicher Grund feststellen – Stress als letztliche Ursache ist absolut denkbar und in alten evolutionären Mustern begründet. Am besten also, Sie lassen es gar nicht so weit kommen und sorgen von Anfang an mit Bedacht dafür, dass der Weg zur gemeinsamen Familie nicht in Stress ausartet. Auch hier helfen Ihnen die Methoden, die Sie bereits kennengelernt haben, wie etwa Yoga, Sport oder Atemübungen.

Machen Sie sich unbedingt gemeinsam auf diesen Weg.

Auf der Suche nach der Möglichkeit, miteinander ein Kind zu bekommen, sind Sie beide als partnerschaftliche Einheit gefragt wie vielleicht nie zuvor. Gehen Sie jeden Schritt gemeinsam, auch wenn die meisten Eingriffe dann bei Ihnen vorgenommen werden. Versichern Sie sich gegenseitig Ihres Beistandes und lassen Sie einander teilhaben, denn eine solche Reise gelingt nur im Team.

Sorgen Sie selbst, soweit es Ihnen möglich ist, für optimale Bedingungen.

Und da haben Sie mehr in der Hand, als Sie vielleicht glauben. Denn durch eine gesunde Lebensführung mit wertvoller Ernährung, körperlicher Fitness, Normalgewicht, Verzicht auf Rauchen und mäßigem Alkoholkonsum verbessern Sie Ihre generelle Gesundheit ganz erheblich, leisten einer guten Fruchtbarkeit Vorschub und versetzen Ihren Körper in den optimalen Zustand, eine Schwangerschaft mühelos meistern zu können. Das gilt genauso für den Mann:

Fettleibigkeit, Rauchen sowie Alkoholkonsum haben erwiesenermaßen einen negativen Einfluss auf die Qualität der Spermien, also bemühen Sie sich um einen gesunden Lifestyle.

Bewahren Sie Zuversicht, Mut und eine positive Einstellung.

Endometriose allein kann bereits eine immense Belastung für das alltägliche Leben darstellen, die bange Frage nach dem Wunschkind schlägt hier noch eine ordentliche Portion drauf. Deshalb ist es wichtig, dass Sie sich aufmerksam beobachten und ehrlich zu sich sind. Holen Sie sich Hilfe, wenn Sie bemerken, dass Ihnen die Sache über den Kopf wächst. Für Ihre Situation gibt es Unterstützung – Psychotherapie, Beratungsgespräche, Selbsthilfegruppen und vieles mehr – und sie steht Ihnen zu. Holen Sie sich die Hilfe, die Sie brauchen, und zwar rechtzeitig und selbstbewusst. Es ist die beste Investition in eine glückliche, erfüllende, gemeinsame Zukunft – mit Kind oder ohne.

BONUS: „Startschuss hormonelle Gesundheit“

BRINGEN SIE IHR WEIBLICHES SYSTEM WIEDER AUF KURS

In diesem Zusatzteil möchte ich Sie nun noch zu einer Art kleinen Reise einladen. Über die Bedeutung des hormonellen Gleichgewichts und auch mögliche Maßnahmen, dieses wiederherzustellen, haben Sie in dem entsprechenden Kapitel bereits allerhand gelesen. Jetzt folgt ein sorgfältig erstellter 4-Wochen-Fahrplan, mit dem Sie quasi eine Intensiv-Einheit für Ihr weibliches Hormonsystem einlegen können. Verstehen Sie die einzelnen Punkte als Inspiration, wandeln Sie sie gerne nach Ihren Vorlieben ab und konzentrieren Sie sich vier Wochen lang ganz auf Ihr Frausein! Die einzelnen Wochen haben jeweils einen bestimmten Fokus, etwa Ernährung, und darauf abgestimmte Programmpunkte. Daneben bleiben einige Punkte gleich und gelten für jede Woche bzw. jeden Tag. Dieses Standardprogramm gestaltet sich wie folgt:

- Jeden Tag zwei Einheiten zur Entspannung, wählen Sie nach Belieben zwischen kurzen Yogaeinheiten, Atemübungen oder Meditationsübungen. Legen Sie die eine Einheit in die Mitte des Tages, z. B. in die Mittagspause, bei der ein kurzes Innehalten im Fokus steht. Machen Sie etwa zehn Minuten Atemübungen, nutzen Sie Ihnen bereits bekannte Techniken aus Meditation oder Achtsamkeitspraxis oder holen Sie sich, falls Sie Lust haben, Inspiration aus dem Internet. Hier finden Sie zahlreiche Anregungen und auch geführte Meditationen, beispielsweise bei YouTube. Legen Sie die zweite Einheit auf den Abend, möglichst kurz vor dem Zubettgehen. Hier soll der Fokus auf einer Mischung aus Revue-Passieren-Lassen und Tagesabschluss liegen. Suchen Sie sich hier Entspannungsmöglichkeiten, mit denen Sie den Tag hinter sich lassen können und sich beispielsweise auf positive Aspekte des vergangenen Tages konzentrieren.

- Täglich hormongesunde Ernährung: Wie die sich gestaltet, ist Teil der Einleitungswoche, hier erstellen Sie sich Ihren persönlichen Ernährungsplan.

Besorgen Sie sich außerdem ein Notizbuch oder Ähnliches, denn Reflexionsaufgaben oder Listen sind regelmäßiger Bestandteil der Wochen.

Für Trainings- oder Meditationseinheiten finden Sie ungefähre Zeitangaben mit teils großer Spannweite. Ob Sie nun 15 oder 40 Minuten Krafttraining absolvieren, richtet sich nach Ihrem Fitnesslevel und auch danach, wie Sie sich tagesaktuell fühlen. Bei Meditationseinheiten ist die Länge abhängig von Ihrer Konzentrationsfähigkeit. Wer geübter ist, der kann meist deutlich länger den Fokus behalten als jemand, der neu hineinschnuppert.

Wichtig: In vier Wochen können Sie Ihren Hormonhaushalt nicht mal eben in Ordnung bringen. Dieser Fahrplan funktioniert stattdessen als eine Art Turbo-Start, der Ihnen die dauerhafte Umstellung auf ein Leben im Einklang mit Ihren hormonellen Bedürfnissen erleichtern soll. Nutzen Sie die motivierende Wirkung des „Hormon-Trainingscamps" und vor allem die Erkenntnisse, die Sie in diesen vier Wochen sammeln, um eine langfristige Lebensweise zu etablieren, die Ihrer hormonellen Gesundheit zuträglich ist.

WOCHE 1: Ernährungswoche

Tag 1: Ernährungsplan erstellen.

Lesen Sie noch einmal genau nach, worauf es bei der richtigen Ernährung für ein hormonelles Gleichgewicht ankommt, und erstellen Sie sich mithilfe der Informationen einen Plan dafür, wie Sie die nächsten vier Wochen essen möchten. Dabei können Sie so spezifisch und flexibel sein, wie Sie wollen: Suchen Sie sich eine Sammlung an gesunden Rezepten heraus, die Ihnen schmecken, setzen Sie „erlaubte“ Lebensmittel auf eine Liste, aus der Sie sich dann einfach spontan etwas zusammenstellen, oder verfassen Sie einen konkreten Plan mit einzelnen Gerichten für einzelne Mahlzeiten.

Tag 2: Reflexion.

Überlegen Sie gründlich, welche Ihrer bisherigen Ernährungsgewohnheiten Ihrer hormonellen Balance im Wege stehen, und notieren Sie Ihre Überlegungen.

____

____

Tag 3: Neues entdecken.

Suchen Sie sich heute drei Lebensmittel aus, die besonders förderlich sind und die Sie noch nie probiert haben. Integrieren Sie diese in Ihre Ernährung der nächsten Tage.

✓ -

✓ -

✓ -

Tag 4: Nehmen Sie die Notizen von Tag 2 zur Hand.

Welche Gewohnheiten können Sie leicht über Bord werfen, bei welchen fällt Ihnen der Abschied schwer? Entwerfen Sie Strategien für die Umstellung, bei Bedarf beziehen Sie Ihren Partner mit ein.

____

____

____

Tag 5: Probiotika-Tag.
Verwöhnen Sie Ihren Darm heute mal so richtig mit seinen lebhaften Helferlein und probieren Sie Produkte, die Sie nicht kennen. Eine Aufzählung von Lebensmitteln, die Probiotika enthalten, finden Sie im Kapitel über Hormone & Darm.

Tag 6: Projekt Lieblingsessen.
Nehmen Sie sich Ihre Lieblingsgerichte vor und stellen Sie sie auf den Hormon-Prüfstand. Wie förderlich oder hinderlich sind sie im Hinblick auf Ihren Hormonhaushalt? Machen Sie sich dann daran, die Gerichte so zu verändern, dass ihr gesundheitlicher Wert steigt.

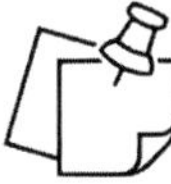

Tipp: Googeln Sie danach, wie einzelne Bestandteile sich leicht ersetzen lassen, hier existieren mittlerweile dank Veganern, Glutenintoleranten oder Laktoseallergikern zahlreiche tolle Ideen.

Tag 7: Rückblick.
Nehmen Sie Ihr Hormon-Tagebuch zur Hand und notieren Sie, was diese Woche gebracht bzw. verändert hat.

Mögliche Punkte:

- Wo haben sich Schwierigkeiten ergeben?
- Was haben Sie Neues entdeckt?
- Was wollen Sie unbedingt verändern?
- Wo benötigen Sie möglicherweise weiterführende Informationen oder Unterstützung?

WOCHE 2: Sport frei!

Tag 1: Leichter Start + Organisation

In dieser Woche liegt der Fokus auf Sport, und zwar in all seinen Facetten: Cardiotraining, Kraftübungen, Beweglichkeit. Nehmen Sie sich heute Zeit, einen Plan zu entwickeln, welche Sportarten Sie ausüben möchten, und treffen Sie Vorbereitungen. Wenn Sie keine Erfahrung haben oder Ihnen nicht genug einfällt für Trainingseinheiten, machen Sie sich online kundig. Es gibt zahlreiche Videos, bei etwa YouTube, die ganze geführte Workouts anbieten, und zwar für unterschiedlichste Sportarten, jedes Fitnessniveau und in unterschiedlichem Umfang, außerdem bieten zahlreiche – auch kostenlose – Apps Ihnen eine große Bandbreite an Trainingsmöglichkeiten. Alternativ kümmern Sie sich um eine Probewoche bzw. einen Probemonat in Fitnessstudio oder Sportverein. Wenn Sie bereits regelmäßig Sport treiben, können Sie wählen, ob Sie Ihre üblichen Trainings beibehalten möchten oder die Chance nutzen und etwas Neues probieren. Suchen Sie sich gezielt Videos, Programme oder Übungen heraus, mit denen Sie die Woche über ausgestattet sind.

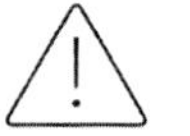

Wichtig: Schätzen Sie sich realistisch ein und achten Sie auf Ihre persönlichen Voraussetzungen. Überfordern Sie sich nicht und holen Sie im Zweifel ärztlichen Rat ein. Wenn Sie unerfahren und unsicher sind, holen Sie sich hierfür Begleitung durch professionelle Trainer. Dies gilt für alle Trainingseinheiten, insbesondere jedoch den Kraftsport: Die Übungen müssen sauber und exakt ausgeführt werden, um Verletzungen zu vermeiden, also halten Sie sich genau an Videoanleitung oder begeben Sie sich unter Fachaufsicht.

Zudem beginnen Sie den ersten Tag mit einer leichten Ausdauereinheit von 30 bis 45 Minuten (abhängig vom Fitnessgrad). Eine Auswahl möglicher Aktivitäten: Schwimmen, Wassergymnastik, Walking, Hometrainer, Step Aerobic, leichtes Zumba, Radfahren.

Tag 2: 20-30 Minuten Krafttraining.
Entweder Eigengewichtsübungen, wie Liegestützen, Sit-ups, Kniebeugen etc., Training mit Geräten, wie Lang- bzw. Kurzhanteln oder Widerstandsbändern, oder improvisierten Gewichten wie Wasserflaschen. Beziehen Sie alle großen Muskelgruppen mit ein, trainieren Sie also Beine, Bauch, Rücken, Schultern und Arme (siehe beispielsweise Kapitel „Bewegung – Aktiv gegen die Schmerzen“).

Tag 3: Mobilität.
Setzen Sie 15-30 Minuten Beweglichkeitsübungen auf den Plan, etwa Yoga, Pilates, Tai-Chi oder gewöhnliches Stretching (siehe beispielsweise Kapitel „Yoga – die gesundheitliche Trumpfkarte“).

Tag 4: 20-45 Minuten Cardio.
Heute darf es gerne ein wenig anstrengender werden, eine Auswahl möglicher Aktivitäten: schnelles Schwimmen, Joggen, schnelles Radfahren oder Hometrainer, Zumba, Kickboxen, Crossfit, Trampolin-Fitness.

Tag 5: Mobilität.
Heute lassen Sie es erneut langsam angehen und verfahren wie an Tag 3 (siehe beispielsweise Kapitel „Yoga – die gesundheitliche Trumpfkarte“).

Tag 6: 20-30 Minuten Krafttraining.
Siehe Tag 2 und beispielsweise Kapitel „Bewegung – Aktiv gegen die Schmerzen“.

Tag 7: Ruhe- und Reflexionstag.
Heute wird nicht trainiert, sondern reflektiert. Nehmen Sie sich Zeit zum Nachdenken sowie Ihr Tagebuch und notieren Sie das Wichtigste der Woche: Was hat Ihnen gefallen, was nicht? Was könnten Sie sich vorstellen, regelmäßig zu machen? Wo haben Sie Defizite bemerkt? Was hat Ihrer Motivation geholfen, was war eher hinderlich? Überlegen Sie auch, ob Sie den aktuellen

Motivationsschub nutzen möchten, um beispielsweise eine Mitgliedschaft abzuschließen und ab jetzt eine regelmäßige Trainingsroutine zu befolgen.

Fixieren Sie auch einen kurzen Zwischenstand bezüglich Ihrer Ernährung: Was hat sich möglicherweise seit Ihren Notizen von Tag 7 der Woche 1 verändert?

WOCHE 3: Entspannung

Tag 1: Leichter Start + Organisation

Suchen Sie sich online, in Apps oder Kursen Optionen im Bereich Yoga, Meditation oder Entspannungstraining, die Sie Woche über nutzen wollen. Wählen Sie jetzt gerne umfangreichere Einheiten als Ihre bisherigen zwei kurzen Tageseinheiten und probieren Sie unterschiedliche Ansätze. Sie können während dieser Woche die beiden bisherigen Tageseinheiten ausfallen lassen und sich ganz auf die neuen Möglichkeiten konzentrieren oder aber Sie behalten die kurzen Atempausen als liebgewonnenes Ritual bei. Starten Sie an diesem Tag mit einer geführten Meditationseinheit von etwa 10-20 Minuten.

Beispielmeditation: Entspannt in den Tag starten

https://bit.ly/3PkEowN

Link oder QR-Code
zum Audio-Guide

Tag 2: 25-45 Minuten Yoga

Sanfte Techniken mit Fokus auf Atem und Entspannung, siehe Kapitel „Den Schmerz wegatmen“.

Tag 3: 20-30 Minuten geführte Meditation

Beispielmeditation: Körperwahrnehmung & Selbstliebe

https://bit.ly/3P4zkfw
Link oder QR-Code
zum Audio-Guide

Tag 4: 20-30 Minuten, in denen Sie selbst zur Ruhe kommen.
Verzichten Sie auf Hilfestellungen, sondern bemühen Sie sich, selbst eine gute Möglichkeit zu finden, diese Zeitspanne mit selbstbestimmter Entspannung zu füllen. Mögliche Inspirationen: bekannte Atem- oder Achtsamkeitsübungen, bewusstes Stillsitzen bei Kerzenschein, Tee etc. ohne Ablenkung, einsamer Spaziergang ohne Handy mit bewusster Wahrnehmung der Umgebung, still liegen und Wolkenhimmel / Sternenhimmel beobachten.

Tag 5: 25-45 Minuten Yoga und Atemtechniken
Sanfte Techniken mit Fokus auf Atem und Entspannung, siehe Kapitel „Den Schmerz wegatmen" und „Yoga – die gesundheitliche Trumpfkarte".

Tag 6: Mal etwas Neues!
Erproben Sie eine für Sie neue Form der Entspannungstechnik, etwa Tai-Chi, Qi Gong, autogenes Training, progressive Muskelentspannung oder religiöse Meditation.

Beispielmeditation: Progressive Muskelentspannung – Eine Reise durch den Körper

https://bit.ly/3PkFh8B
Link oder QR-Code
zum Audio-Guide

Tag 7: Reflexion

Kehren Sie zu den zwei Standardeinheiten zurück und notieren Sie erneut Ihre Erfahrungen: Welche Möglichkeiten kommen für Sie in Frage, wie können Sie die optimal in Ihren Alltag integrieren, welche Erfahrungen haben Sie im Erleben Ihrer Selbst gemacht, was fällt Ihnen schwer?

WOCHE 4: Fokus auf Weiblichkeit

Tag 1: Beschäftigen Sie sich heute auf bewusste Weise mit Ihrem Körper.

Legen Sie etwa eine Wellness-Einheit mit Massage, Eincremen, Peeling etc. ein, probieren Sie Outfits und Lieblingskleider vor dem Spiegel, erproben Sie neue Frisuren oder Schminktechniken – also alles, was Ihre Aufmerksamkeit auf positive Weise auf Ihren Körper lenkt.

Tag 2: Reflexionseinheit.

Nehmen Sie sich Zeit und denken Sie darüber nach, was Sie als Frau ausmacht: Wo spüren Sie Ihre Weiblichkeit, wo drückt Sie sich aus, in welchen Situationen sind Sie „besonders" weiblich, wann spüren Sie Verbindung zu Ihrer Weiblichkeit? Aber auch: Wo tritt Ihre Weiblichkeit zu sehr in den Hintergrund und was könnten Sie dagegen tun?

Tag 3: Sinnlichkeit entdecken.

Das weibliche hormonelle Gleichgewicht steht in starkem Zusammenhang mit weiblicher Sexualität. Erkunden Sie heute – praktisch und theoretisch – Ihre eigene Sinnlichkeit und Sexualität. Wodurch wird sie ausgelöst, was ist dabei wichtig, was gefällt Ihnen, was nicht? Überlegen Sie, ob Sie Ihre persönliche Sinnlichkeit ausreichend leben können und wenn nicht, was sich daran ändern lässt.

Tag 4: Yin-Yoga.

Die Gedanken treten in den Hintergrund, stattdessen suchen Sie sich heute eine Yoga-Sequenz, die unter dem Motto der Weiblichkeit steht, und erfahren ihre feminine Natur auf ganz neue Weise. Sehen Sie dafür beispielsweise in das Kapitel „Yoga – die gesundheitliche Trumpfkarte".

Tag 5: Geführte Meditation mit Fokus auf Sicherheit und Kraft
Suchen Sie sich eine geführte Meditation, die das Thema weibliche Urkraft ins Zentrum stellt, und erproben Sie diese gezielte Frauen-Meditation.

Beispielmeditation: Erdung – eine Übung für Stabilität, Sicherheit und Kraft

https://bit.ly/3Fa4pKr
Link oder QR-Code zum Audio-Guide

Tag 6: Fokusverschiebung
Lassen Sie das Thema Weiblichkeit bewusst in den Hintergrund rücken und praktizieren Sie eine ausgedehnte Entspannungseinheit ohne gezielte inhaltliche Fokussierung, etwa Achtsamkeit, Tai-Chi, Qi Gong, autogenes Training oder progressive Muskelentspannung.

Beispiel-Meditation: Grübeleien loslassen

https://bit.ly/3HdAvHK
Link oder QR-Code zum Audio-Guide

Tag 7: Großer Rückblick.

Notieren Sie zunächst Ihre Erkenntnisse der vergangenen Woche und wagen Sie anschließend den Blick aufs große Ganze. Lesen Sie noch einmal alle Notizen der letzten vier Wochen und überlegen Sie, was sich in Ihrem Befinden und Ihrer Wahrnehmung in dieser Zeit verändert hat. Identifizieren Sie, welche Aspekte aus den Bereichen Ernährung, Sport, Entspannung und Weiblichkeit für Sie nützlich, angenehm, interessant oder von Bedeutung waren und künftig einen Platz in Ihrem Leben einnehmen sollen. Verfassen Sie anschließend eine Art Vertrag mit sich selbst: Legen Sie hier verbindliche Ziele fest, die Sie unter Einberechnung Ihrer realistischen Möglichkeiten, Vorlieben und Erfahrungen formulieren, und entwerfen Sie eine konkrete Strategie, wie Sie welche Aspekte des hormongesunden Lebens ab sofort und dauerhaft in Ihren Alltag mitnehmen können. Wenn Ihnen das gelingt – herzlichen Glückwunsch! Dann haben Sie die Startschuss-Wochen optimal genutzt, können stolz auf sich sein und sich auf ein Leben mit gesteigerter Vitalität und verbessertem Wohlbefinden freuen.

Durchstarten mit Endometriose

Neben Diagnosen, medizinischen Fachbegriffen und Maßnahmenkatalogen hat die Lektüre dieses Buches Ihnen hoffentlich vor allem eines mitgegeben: Zuversicht, Optimismus und jede Menge Lebensenergie. Denn zwar werden Sie die Endometriose so schnell wohl nicht los, aber die viel wichtigere Botschaft ist, dass Sie Ihr Leben auch mit der Erkrankung frei, glücklich, neugierig, zufriedenstellend und genussvoll gestalten können. Zudem sind Sie nicht machtlos. Ganz im Gegenteil haben Sie nun ein beträchtliches Arsenal an Werkzeug an der Hand, mit dem Sie jeden Tag aufs Neue aktiv, kraftvoll und gezielt Ihr Leben gestalten und für Ihr Wohlbefinden sorgen können. Schütteln Sie die Fesseln der Beklommenheit ab, befreien Sie sich aus den Ketten der Hilflosigkeit und trauen Sie sich ruhig einmal, der Diagnose einfach ins Gesicht zu lachen. Werden Sie tätig, gehen Sie neue Wege, probieren Sie Verschiedenes aus, seien Sie offen für neue Blickwinkel und Ansätze und das Allerwichtigste: Verlieren Sie sich und das, worauf es Ihnen im Leben ankommt, nicht aus den Augen. Es gibt keinen Traum, den Sie wegen der Endometriose einfach so aufgeben müssten, und kein Ziel, auf das Sie nicht hinarbeiten können. Umgeben Sie sich mit liebevollen Menschen, tun Sie, was Ihnen guttut, hören Sie auf Ihren Körper, holen Sie sich die Unterstützung, die Sie brauchen und dann – fangen Sie einfach so richtig an, zu leben!